南开大学公共财政博士论文丛书

Doctoral Dissertations
on Public Finance from
Nankai University

主编 张志超

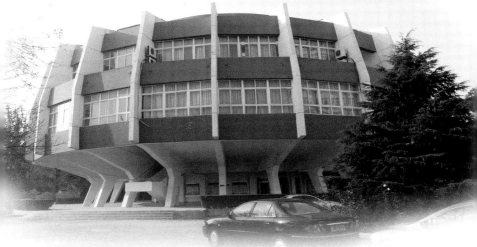

# 中国农村卫生财政支出
# 效果启示录

徐颖科 著

U0248294

山西出版传媒集团　　山西经济出版社

# 序

　　徐颖科 2007 年于新疆财经学院获得经济学硕士学位,随后考入南开大学财政系继续深造,在本人指导下攻读经济学博士学位课程并进行相关课题研究。他在南开读书期间,不仅在学习方面刻苦钻研,圆满完成规定的各类课程且成绩优秀,而且在科研方面积极、主动地培养了个人从事社会科学研究的学术能力。尤其值得肯定的是,作为青年学者,徐颖科能够自觉遵守学术道德规范,坚持精益求精的治学原则。例如,作者在博士论文写作进入收尾阶段后,发现论文的某些论证尚不成熟,某些实证研究结果还需进一步予以验证时,遂下决心主动推迟了自己的毕业时间,原本计划三年完成的学业因此增加了一年。虽然因此影响了个人的就业选择,但是由此表现出来的严谨学术精神却得到了师生们的广泛赞誉。

　　最近几年里,中央政府不断加大了对农村卫生保健医疗事业的财政投入规模,不仅明显改善了农村公共卫生事业发展的质量,而且也发挥着促进我国人力资本存量增长的作用。为了考察农村公共卫生事业财政支出的实际效果,徐颖科使用新公共管理理论和绩效预算理论研究方法,利用两年多的时间就如何解决客观、公正地对农村公共卫生事业的财政投入进行绩效评估这一难题进行了全面、深入的研究。最终以博士论文形式向读者提供了有价值的科研成果。

该博士论文的学术价值集中体现在两个方面:一是系统地阐释我国农村公共卫生事业财政支出效果之评估方法,二是建立了基本符合本国国情特征的指标体系。不仅如此,作者还利用基于社会调研取得的第一手资料、数据,对公共卫生事业财政支出实绩进行了实证性检验,并且依据检验结果提出有针对性的关于优化农村卫生医疗保健事业财政支持工作的对策建议。这是本书的实用价值之所在。

徐颖科博士论文的创新性主要体现为:

第一,以克罗斯曼模型(Grossman Model)为基础,对1980～2008年代表中国农村社会、经济、教育、卫生、生活和环境等变量的数据进行深入加工,建立了中国农村居民的健康函数。利用该函数,作者就政府通过扩大卫生支出规模(进而改善农村医疗设施水平、卫生环境等因素)对农村居民健康改善的效果做出一般判断。

第二,利用二维绩效评价模型,即"公平维"和"效率维"模型,对最近30年来地方政府用于农村卫生领域的财政支出的绩效状况——体现为是否使农村居民健康状态得以改善,以及改善程度——进行了一般性,或初步性评价。通过分析,作者发现,农村医疗卫生战线人力资本匮乏,而非物质资本不足和使用低效率,是制约农村卫生事业长足发展的主要因素。

第三,利用政策模拟方法,就 5 种假设的政策调整方案对改善农村居民健康状况的影响进行了实证模拟。这些政策调整方案包括:或是每千人口病床数每年增加10%,或是每千人口卫生技术人员每年增加 10%,或是政府卫生支出占国内生产总值比重每年增加 10%,或是农村合作医疗的参合率每年提高 10%,或是将上述 4 个调整方案同时予以落实。这一研究结果,不仅可以借此判断现行农村卫生公共政策的有效性,而且也为相关公共政策调整提供了有力的经验证据。

当然,关于农村卫生保健领域政府财政投入的绩效分析是一项非常复杂的工作。尽管徐颖科从事的这项研究工作取得了某些有益的成果,但是仍然属于阶段性、局部性研究成果。鉴于个人健康影响因素的不可分割性,他的研究工作还需更深入地论证财政、企业和个人在农村卫生保健支出中的相对地位和职责。

张志超
2013 年 12 月于南开大学

# 《南开大学公共财政博士论文丛书》编写说明

南开大学经济学院(财政学系)"财政学博士点",设立于 20世纪 90 年代末,至今已近 15 年。其间,博士生指导教师从当初的1 名,增加至目前的 6 名(含两名兼职教授、博士生指导教师),专业方向也不断扩展,目前已经涵盖了公共财政学科几乎所有的研究领域。截至 2012 年,南开大学财政学系已被授予博士学位的毕业生累计为 40 多名,大多数在高校任教,或在财政、金融、证券系统任职;与此同时,在校就读的博士生也逐年增加,达到 11 名。

2011 年底,南开大学财政学系与山西经济出版社商议,决定自 2012 年起推出《南开大学公共财政博士论文丛书》。丛书编委会将陆续选择一些有代表性的博士学位论文,经原作者修订后,纳入该丛书系列予以公开出版。希望此举能有助于深化我国公共财政理论的研究活动,有助于加强与国内兄弟院校的同行进行学术交流活动。

该丛书的出版得到南开大学经济学院领导的大力支持,得到山西经济出版社领导赵建廷先生和孙志勇先生的支持和帮助,并且得到南开大学"985 工程"基金(基于教育部实施的"面向 21 世纪教育振兴行动计划"而建立的)的资助,在此一并表示感谢。

《南开大学公共财政博士论文丛书》编委会
2013 年 12 月

# 目 录

# 第一章　文献回顾与理论基础

○个人健康影响因素的讨论
○财政卫生支出绩效的文献
○财政支持农村卫生事业发展的
　理论基础

　　健康的体魄是人们从事各类活动的前提,家族素质、资源禀赋、收入状况、教育水平、职业选择、社会环境,以至年龄、性别等因素都会对人的健康产生影响,所以说人的健康状况是综合因素影响的结果。不言而喻,上述某些因素的性质,直接与特定时期公共财政的性质密切相关。尽管人们对政府提供的涉及卫生、保健事业的财政支持所产生的具体效果还存在着广泛争议,但越来越多的社会成员认为,在现代社会,卫生保健事业在极大程度上具有公共产品的性质,是政府应该承担的公共职责之一。

　　鉴于论文的研究对象是公共财政支出与中国农村社会卫生保健的一般关系,按照逻辑要求,研究工作始于文献回顾。本书首先梳理有关个人健康决定因素、卫生经济学、政府卫生保健性支出的作用及其绩效评价等理论文献和实践效果分析文献,此后,结合公共经济学、人力资本理论和人的可行能力理论,较为深入地探讨政府提供农村卫生财政支持的理论基础。

# 第一节　个人健康影响因素的讨论

卫生经济学家们认为收入、教育、职业、年龄、性别、婚姻状况、种族和政府卫生支出等都会对个人健康产生影响。围绕这些因素对健康影响的效果，他们进行了深入的讨论，研究的成果可以归纳为如下几个重要方面。

## 一、收入对健康的影响

现在关于影响健康因素的讨论，大多是以 Grossman（1972）的健康生产函数模型为基础而展开。与以往的模型不同，Grossman 把健康看作是能生产健康时间的内生变量，并分析了教育、收入和环境、年龄等因素对健康的影响。此后，Phelps（1973）、Newhouse（1974）、Muurinen（1982）、Ried（1998）、Grossman（2000）等人在确定性最优化假设的基础上，对该模型进行了深入分析；Cropper（1977，1997）、Dardanoni 和 Wagstaff（1990）、Picone et al.（1998）等人深化了 Grossman 健康需求模型，提出了一个健康、疾病和死亡随机过程的健康资本需求模型。但是 Fuchs（2004）却认为，随机模型仅是一个完全数量化的过程，不是一个完整的解决健康资本需求的途径。

20 世纪 80 年代以来，学者们对收入和健康的关系进行了大量的经验分析，大多结果表明高收入可以改善健康，收入和健康之间是具有正相关关系的。相关的文献有：Marmot（1984，1991）对 20 世纪 60 年代和 80 年代英国男性公务员的研究，Duleep（1985）对美国白人女性的收入与死亡率相关性的研究，Moore 和 Hayward（1990）对美国中年男子的健康和收入的关系分析，Wolfson（1993）对加拿大 65 岁以上男性死亡率分析，Benzeval（1995）利用英国家庭收入数据，对贫困和健康的分析，Martikainen 和 Valkonen

(1996)通过失业的人和具有持续工作的人的收入变化对健康的影响分析；McDonough et al.（1997）利用面板数据对收入和健康关系的经验分析也对收入变化能够影响健康的观点提供了有力的支持。世界银行（1999）的证据也表明，就人口的平均寿命来说，中等收入国家比最低收入国家长20年，比最高收入国家短10年，从而可以看出，收入提高对贫困国家国民的健康改善效果更大。

也有一些实证分析发现，收入增加对改善健康的效果不佳，有时反而会恶化健康状况。例如，Meer（1992）和 Pradhan（1995）认为，财富的增加几乎对健康的改善没有影响；Contoyannis（1999）发现收入稳定的人群不一定有更健康的身体；Fuchs（2004）通过对其他条件类似，但工作态度差异比较大的两个高收入国家的分析得出，人均国内生产总值（GDP）较低的国家，人口平均寿命反而相对较高的结论。

学者们还认为，相对收入和绝对收入、短期收入和长期收入、名义收入和实际收入对健康的影响是不同的。比如，如果用名义收入测量，就会因为名义收入和生活成本间存在正相关关系而造成地区名义收入与实际收入之间存在偏差。如果不按照地区间生活价格指数进行缩减，健康的实际收入弹性就会大于名义收入弹性。如果用绝对收入来决定健康水平，那么如何解释在20世纪60~80年代中国人均收入并不高，但其期望寿命却比一些人均收入比中国更高的国家的长这一事实呢？

可以看出，收入和健康的关系比较复杂，并不像人们想象的那样具有明晰的关系。环境的变化、基因变异、生活习惯等都有可能引起健康状况的变化。但是，大多数的经验分析表明：在一定的范围内，收入是影响健康的一个重要因素，与健康存在明显的正相关关系。一些经验分析之所以得出不同的结论，可能是由于"第三变量"引起健康和收入关系的改变，或者是其他条件和数据等差异造成的，不具有普遍意义。

### 二、教育对健康的影响

教育对健康的影响并不像收入对健康的影响那样,存在太多的争议和问题,表现得相对简单。以 Grossman 和 Fuchs 两位学者的观点为代表,大多数追随者是对这两种观点的补充和深入分析,形成了一系列的文献和专著。

Grossman(1972)首先用健康需求理论论证了"受教育时间的长短同健康状况存在着强相关关系"。他认为在影响个人健康和家庭投资效率的因素中,教育是一个关键因素。一个受过良好教育的个体,在给定健康存量的条件下,能以更低的成本产生同样的健康投资,获得更高的回报率。在其他条件不变的情况下,受过良好的教育水平的人更倾向于健康。这一观点得到了 Folland,Goodman 和 Stano(2003)的支持。

Fuchs(1982)从时间偏好理论的视角对健康和教育的关系进行了解释。他认为,从本质上来讲,对教育和健康进行投资都需要放弃当期利益,所以是否进行投资,取决于远期收益和当期成本的对比关系。一般地,贴现率相对较低的人比贴现率较高的人更有投资健康和教育倾向,而预期寿命更长的人也会倾向于投资教育和健康状况。但是,教育期限的延长并不会改善健康,所以,如果不能很好地控制时间偏好,教育对健康的影响是有误差的。

在以上两个基本的框架下,众多的学者展开了实证研究。在早期的时候,人们主要关注学校教育对健康状况的改善。Berger 和 Leigh(1989)的研究就证实了学校教育对健康状况的改善具有直接作用。在最近的 20 年里,学者们不断寻找教育增进健康的新证据。他们发现,教育水平高的人比一般的人具有一定的优势,表现在更容易获得新信息,具有更好的阅读能力,更容易配合治疗,而且这些优势会一直持续下去并使得他们具有更健康的机会。例如在对使用鸡尾酒疗法治疗艾滋病行为人群的调查研究中,发现收入和教育水平成正相关(Andersen,2000),受教育水平高的病人更容易配合其复杂的治疗方案进行治疗(Smith,2002)。Wilson (2003)发现病人阅读和理解瓶装药上的处方标签、教育设备说明等的能力差,对治疗和健康改善效果会产生负面影响。Williams (1998)也证明了阅读能力差,会直接降低胰岛素对糖尿病的控制效果,不能有效地使用哮喘吸入器应有的功能,从而影响治疗效果等现象。

为了解决由于时间偏好理论,Grossman 健康需求理论进行经验分析会产生一致性偏差这一问题,Lleras - Muney(2002),Adams (2002),Spasojevic(2003),Walgue(2003),Currie(2004)及 Moretti (2003)等利用个人青少年时期的失业率、大学招生情况等一系列的数据,对教育影响健康改善效果的一致性进行估计。结果表明,教育的普及能够改善健康状况。

虽然大家一致认为教育有改善健康的作用,但是对于教育和健康两者谁因谁果,还是互为因果问题的争论并未结束。把收入看作是影响健康的原因的支持者们认为,教育只是影响长期收入的变量,对健康影响很小,而教育的支持者则反驳说,教育部分地通过较高收入的作用对卫生医疗产生积极作用。但是从某种意义上讲,一个人的健康是由其所处地区人口受教育的平均水平、自身和父母教育的水平(Acemoglu 和 Angrist,2000)所决定。无论对此项研究成果如何理解,教育对健康带来的可观测影响不会因时间偏好造成相应的偏差(Grossman,2004)。

### 三、生活方式等对健康的影响

除了收入和教育会对健康产生影响以外,生活方式、环境污染、婚姻状况,甚至种族都对健康会产生一定的影响。

Wolfe(1986)用几个发达国家的数据,对吸烟、饮酒等生活行为方式对健康的影响进了估计,证明了良好的生活方式对保护健康的重要性。Schwarz 和 Dockery(1992),Cropper(1997)等通过经

5

验分析证明了环境污染与健康损害之间的关联性。Farr[1](1858)发现结婚有助于降低死亡率,Hu 和 Goldman(1998)观察到这种关系在 16 个发展中国家中成立。Manor et al. (2000)则在以色列找到了相应的证据。

虽然人们认为种族同社会经济学变量具有高度的相关性,但是有关种族差异对健康改善的影响令人信服的解释很少。比如在分析以往的奴隶制度、种族隔离和歧视对美国黑人当前的健康所产生的影响时,很难用黑人获得较低的收入、教育水平和不足的医疗保健服务来解释黑人的平均寿命比白人少 7 年,因为这 3 项衡量标准均低于黑人的西班牙裔美国人的健康状况却好于黑人(Fuchs,2004)。

从以上的分析可以看出,收入、受教育水平、环境污染、生活习惯等都会影响到人们的健康。各个因素对健康的影响程度可能因为所选取的角度不同而呈现出差异性,但是对收入、教育水平等的实证分析表明其确实能够改善健康。健康是一个系统,并非单一方案可以解决。对人类健康的探讨需要更多的学者加入,我们刚刚踏入门槛,而远未接近终点。

### 四、财政卫生支出对健康的影响

就笔者目前手头占有的研究文献看,关于公共支出与个体健康状况改善的一般关系,不同研究者有着不同观点。有些研究者认为,增加公共支出有助于改善大多数社会成员的健康水平;而也有一些研究者则认为,公共支出与健康改善的一般联系并不清晰,甚至得到令人失望的结论。

---

[1]Farr,第一个研究婚姻与死亡率的经济学家。在其和其支持者看来,婚姻有助于减少压力和与压力有关的疾病,鼓励健康类型的行为,阻止有风险和不健康的行为,还可能增加物质福利。

（一）无效论

对政府卫生支出改善健康失望无效的观点。Filmer(1997)利用 115 个国家的截面数据进行分析,结果表明在 10% 的水平上,5 岁以下的儿童死亡率仅有 0.15% 的变化可以由政府卫生支出解释;Kim 和 Moody(1992)对医生数量、护士、人均医疗机构、人均床位等具体卫生设施变量与健康之间的关系进行了研究,发现它们之间几乎不存在明显的有意义的联系;Wolfe(1986)的研究发现,发展中国家的政府卫生支出对健康状况没有影响,政府支持的卫生系统常常是无效的(Gupta 和 Dasgupta,2002),免费提供各种卫生医疗服务给公民实际上并没有像人们期望的那样医务人员增多和服务质量提高,反而得到了相反的结果。

从这里看出,政府卫生支出并未达到预期效果,实证检验出现了公共干预失灵无效率的现象。出现这个问题的原因,学者们比较一致的看法是,个体需求行为反应与公共卫生干预的非匹配性和公共部门本身提供服务的质量和效率较低。因为良好的健康是综合因素的结果,它不仅来源于公共卫生部门的策略,一些女性教育水平提高(King 和 Hill,1992)、营养改善和公平的收入分配(Bidani 和 Ravallion,1997)等非卫生因素也会促进健康。

（二）有效论

但是也有很多文献认为政府卫生支出有助于健康改善。Anand 和 Ravallion(1993)通过对 22 个国家的横截面数据分析,证明了政府卫生支出有助于改善健康,Bidani 和 Ravallion(1997)认为政府卫生支出对贫穷国家和富裕国家的健康的影响进行了分析对比,发现政府卫生支出对穷国的健康改善效果明显高于富裕国家,两类国家的支出对死亡率的弹性分别为 -0.213 和 -0.056。Jamison et al. (1996)利用拉丁美洲国家 1960～1990 年 5 岁以下儿童死亡率和政府卫生支出的面板数据进行了评估,发现政府卫生支出有效地减少了死亡率。来自非洲和一部分发展中国家的实证研究也证明了政府卫生支出能改善健康,Gupta 和 Verhoeven (2001)对非洲 37 个国家 1984 ~ 1995 年卫生支出的有效性评估, Gupta et al. (2002)对 50 个发展中国家和转型国家的截面数据分析,Wang(2002)对 1990 ~ 1999 年 60 个低收入国家的人口与健康调查(DHS)数据统计分析,也都支持了政府卫生支出有健康改善效果的结论。

政府卫生支出对穷人和富人有着不同的影响。世界银行 (1995)报告和 Deolalikar(1995)都发现菲律宾的政府卫生支出增加能显著地降低贫困地区的婴儿死亡率;Biddni 和 Ravallion (1967)认为贫困是健康的重要决定因素,并且贫困对穷人造成的影响程度远远超过了贫困对富人产生的影响;Gupta et al. (2003) 再次对政府卫生支出对穷人和富人健康改善的影响进行了评估, 发现公共卫生支出对死亡率的弹性穷人是富人的两倍。

政府支持的一些具体项目也能提高健康水平。Hossain (1989)在研究孟加拉国的人口控制和健康投资项目对健康影响的效果时发现,计划生育项目和对中学教育的补助能最有效地降低生育率和死亡率;Koeniget et al. (1991)发现在孟加拉农村实施的世界卫生组织(WHO)免疫扩大项目(EPI)对死亡率降低存在潜在影响;Matthews 和 Diamond(1999)结果发现,预防免疫接种率,将使一些国家的平均期望寿命提高约 4.5 岁;Thomas 和 Frankenberg(2000)发现印度尼西亚卫生部迅速扩大助产士服务的可及性有效地促进了生育年龄女性的健康水平;Frankenberg 和 Thomas(2001)进一步证实了印度尼西亚增加乡村助产士对成年女性身体质量指数(BMI)增加的显著影响;Gertler(2004)对 PRO-GRESA①项目进行评估后发现,接受该项目的儿童在生命最初半年中出现疾病的可能性比没有接受该项目的儿童要低 25.3% ,出

---

① 墨西哥政府 1997 年开始实施的旨在提高贫困人口健康和教育水平为目的的项目。

现贫血的可能性要低 25.3%。

笔者认为,上述理论分歧发生的重要原因有 3 个。

一是自变量选择差异。目前,在讨论健康与政府卫生支出的关系时,通常用政府卫生支出(或人均卫生政府支出)、卫生机构数、卫生人员数、床位数等作为自变量,健康作为因变量。Hadley (1982)认为,使用政府卫生支出比使用具体的卫生设施或服务来评价政府医疗投资效果更好。

二是难以找到衡量、测算(公共支出提高造成的)设施改变对医疗服务质量之改善程度的适用技术。

三是研究对象的生活环境、个体禀赋、民族等不同。

从分析可以看出,政府卫生支出尽管对富裕国家和富裕人群,健康改善效果并不明显,但是对支付能力较弱的国家和人群确实存在有效的健康改善效应,中国在进行新农村合作医疗的前后对比变化也可以支持健康改善的观点[①]。现实中,虽然有证据表明政府支持的卫生系统效率值得怀疑,但是因为卫生医疗的需求被视为个人的基本权利并有助于消除贫困,政府仍然为卫生体系提供支持。显然,寻求提高政府卫生支出效率的途径比提供支持显得更重要。

## 第二节　财政卫生支出绩效的文献

从前面的文献可以看出,尽管人们对一些影响健康的因素还有分歧,特别是对政府卫生支出对健康改善的效果还有待进一步检验,但是各个国家也都承担了卫生支出的大部分,并把给国民提

---

[①] 2003 年开始的新农村合作医疗为农村居民提供了一个基本医疗保障制度,尽管现阶段主要是以大病为主,但是也有效降低了农民自费比例,提高了就诊率。世界银行. 中国农村卫生改革[M/OL]. (2009) http://www.docin.com/p-35753911.html.

供一个基本的健康保障作为政府的职责之一。随着新公共管理运动兴起,人们更多的是把注意力放到了提高现有的财政支出的绩效研究上,对卫生支出经济增长关系、提高卫生支出的效率途径、构建评价指标体系等方面做出了新的尝试,以其改善绩效。相关文献可以归纳如下。

**一、关于财政卫生支出规模的研究**

卫生支出(包括政府卫生支出和私人卫生支出)的产出与配置效应一直都是卫生经济学家研究的重要主题。这个领域最主要的研究集中在对实际国内生产总值(GDP)和实际卫生支出(HE)之间的关系、卫生支出的规模、卫生支出和国内生产总值序列平稳性的讨论。

Kleiman(1974)和 Newhouse(1977)对人均 GDP 和人均卫生支出之间的关系进行了开创性的研究。Newhouse(1977)发现工业化国家的人均卫生支出由人均收入和 GDP 决定,发展中国家卫生支出和 GDP 存在高度的正相关关系(Gerdtham 和 Jonsson,1991)。Hansen 和 King(1996), Blomqvist 和 Carter(1997)在对卫生支出和 GDP 的时间序列进行检验时,证实两者都是非平稳序列,有可能造成虚假回归,影响解释效果。

McCoskey 和 Selden(1998)利用面板数据进行的单位根检验表明卫生支出和 GDP 的时间序列都是平稳的。Hansen 和 King(1998,2000)的检验却认为卫生支出和 GDP 都是非平稳的,他们认为这一结果是由于 McCoskey 和 Selden 忽视了结构突变和时间趋势造成的。为了检验结构突变对卫生支出和 GDP 序列的影响,Jewell,Tieslau 和 Strazicich(2002)利用能够识别结构突变的模型,对 2 个序列的平稳性进行了检验,发现在一层或两层断裂情况下,HE 和 GDP 都是平稳的,得出了与 Hansen 和 King(1996),Blomqvist 和 Caner(1997)以及 Gerdtham 和 Lothgren(2000)等人截然相反的结论。所以,对于序列的平稳性没有一个定论,国家的不同,数据来源和处理方法的差异都有可能对检验结果产生影响。Clementa,Marcuello,Montanes 和 Pueyo(2005)对卫生总支出、政府卫生支出、个人卫生支出和 GDP 之间的协整关系的研究,也发现国家和卫生支出的结构不同对卫生政策的影响效果也不同。

国内卫生经济学的研究起步较晚,现在对卫生支出的大量研究表明,我国卫生支出总特征是增长缓慢、总量不足、结构亟待优化。

其中,从 20 世纪 90 年代开始,杜乐勋和赵玉馨等人成立的"中国卫生总费用核算小组"对中国卫生费用进行的测算是重要的研究成果。其他的早期文献主要是从制度和体制上,利用年度数据和分地区数据,运用统计对比的方法,对政府卫生支出规模与经济增长的关系进行讨论。如李淑霞、马维为(2002)认为我国政府经费在卫生总费用中的比例不断下降的趋势与我国经济发展的水平不相适应。赵郁馨、万泉(2004)在《2002 年中国卫生总费用测算结果与分析》报告中从经济与社会发展的角度,重点分析了中国公共卫生费用与农村卫生投入状况,指出在中国社会经济持续高速发展的背后,农村卫生投入不足以及中国公共卫生与农民健康存在的潜在危机。杜乐勋(2005)认为虽然我国用比较少的卫生资源投入维护了比较高的健康水平,但是政府对卫生的投入明显不足,影响了健康状况的进一步改善。刘媛媛(2006)也认为中国财政卫生支出不但在卫生总费用中的比重不断下降,而且其增长长期滞后于财政支出和中国 GDP 增长。近来,国内开始把计量经济学应用在卫生支出和 GDP 的关系研究中,利用协整理论(高梦涛、王健,2005)、单位根检验(何平、孟庆跃,2005)等方法,从实证的角度讨论包括政府卫生支出在内的卫生总费用的规模问题,笔者也对我国个人卫生支出和经济增长的关系进行了研究,发现个人卫生支出和 GDP 都具有非平稳性特征,具有协整关系①。

### 二、国外关于卫生系统绩效的研究

西方国家对公共财政支出绩效评价问题的研究开展较早,如克拉伦斯·里德利和赫伯特·西蒙 1938 年合作出版的《市政活动的评价》以及赫伯特·西蒙本人 1947 年出版的《管理行为——管理组织决策过程的研究》就对行政效率改进和评估提出了非常有益的建议。这时效率是公共行政追求的主要目标,但由于过多地关注行政资源的投入以及行政程序的合理性,忽视了最终结果的好坏。

20 世纪 80 年代以来,英国新公共管理运动和美国政府再造运动兴起,绩效管理和绩效评价成为西方各国行政改革方案中的重要组成部分。对公共财政支出的绩效研究也进入了用"绩效途径"取代传统的"效率途径"的新阶段。绩效管理和绩效评价方法作为一种新型的效率改进和评价技术,已成为当今政府部门和其他公共部门"管理工具箱"中的一件有力武器。

就国际绩效评价实践看,一些发达国家,如美国、澳大利亚、英国等,由于对政府支出的效果关注较早,形成了一些比较成熟的做法。在对卫生绩效的评价中,多关注的是卫生系统及其内部某个要素的绩效,如医院的绩效评价、国家卫生系统绩效评价等。

美国是绩效评价开展比较早的国家,以 1979 年《关于行政部门管理改革和绩效评价工作》的颁布实施为标志,美国政府开始了对政府支出的绩效管理。随着管理工作的不断变化,绩效的管理不断改进。1993 年美国颁布了著名的《政府绩效与结果法案》。该法案作为评价政府绩效的指导性文件,不仅要求政府职能部门

---

① 徐颖科. 中国个人卫生支出与经济增长协整关系研究[J]. 中央财经大学学报,2010
(5):61-65.

对所从事的公共活动设定明确的绩效目标,而且还要求对活动完成情况和结果进行评价;为了加强对公共部门活动和绩效的监督,该法案要求公共部门必须向国会提供年度绩效报告。在美国的绩效评价体系里,国家审计总署与总统预算和管理办公室具有十分重要的作用。其中国会授权委托国家审计总署负责对公共部门的年度绩效进行考评,总统预算和管理办公室协调总统对预算的编制和监督,并且负责评价各部门的计划、政策及工作的有效性。美国的绩效评价对象主要是集中在具体部门的年度绩效和项目的效益评价,还没有把全部的财政支出纳入评价体系中来。评价的内容非常广泛,不仅包括过程的评价,还包括效益性评价和综合性评价。而对于卫生系统的评价,远早于对政府绩效的评价,在1917年美国就借鉴企业绩效评估的经验对医院的绩效进行了评价,并且"成立许多得到政府认可的独立的评审机构"①。2002年"美国又正式启动了国家公共卫生绩效标准项目,允许利益相关者评价通过公共卫生系统提供的服务"②。

英国的卫生服务主要是由国民卫生服务体系来提供,医院服务质量直接决定了患者所享受的服务质量,为了提高医疗机构的绩效,英国卫生部制定了"21项指标,对医院开展星级评审"③。1983年在首相撒切尔夫人政府部门要有"绩效意识"的思想影响下,卫生与社会保障部制定提出了一个卫生系统的绩效评价方案,该方案涉及健康促进、公平的可及性、适宜的医疗服务有效供给、效率等6个领域,包括全死因死亡人数,癌症死亡人数、儿童免疫,

①Institute of Medicine Crossing the Quality Chasm A new health system for the 21st century [M]. Washington, D. C. : National Academy Press,2001.
②Michele Late. Performance standards being used to strengthen health systems[J]. The Nations Health, 2004,34(9).
③Hurst J. Challenges for health systems in Member Countries of the OECD[G]. Bull World Health Organization 2000,2000(78):751 –760.

日就医率、住院时间、老年人的紧急接诊等140项绩效评级指标。布莱尔政府执政时期,先后颁布了《支出综合审查》法案和《现代化政府白皮书》等一系列文件,期望通过提高政府支出绩效建立一个高效率的公共服务体系。根据《支出综合审查》法案要求,各公共部门必须与财政部签订《公共服务协议》,明确职责和目标,每年向议会提交一份对本部门的目标完成情况进行评价的《秋季绩效评价报告》。因此英国绩效评价可以说是自我评价,为了保证评价的准确性和公正性,公共服务和公共支出办公室(PSX)对各部门的评价结果进行监督和检查,并且在议会授权的情况下,可以委托中介机构对整个政府公共支出情况进行综合绩效评价。英国的绩效评价对象不仅包括中央政府各部门、地方政府,还包括对基层单位和具体项目的评价。评价的内容包括对支出项目的立项、技术方案效果、经济性、有效性和社会影响等。

20世纪90年代中期,澳大利亚以卫生部部长工作组提出的以医院服务测评指标为主的绩效评价框架为指导,开始了卫生系统绩效评价实践。作为澳大利亚进行绩效评价的指导性文件,该框架不仅涵盖了临床指标、医疗服务质量和健康的结果等众多内容,还重点强调了反映医疗服务的可及性、病人体验满意度、保健的连续性等指标。1999年,澳大利亚又成立了国家卫生系统绩效委员会,重新审视卫生系统的绩效,并对原来的评价框架做了相应的调整和完善,以适应新形势的需要。新框架的评价对象扩展到了社区卫生服务、全科医生服务和公共卫生服务整个卫生系统,包括了卫生领域中初级保健、医疗治疗、保健的项目和连续性最重要的4个方面。为了适应不同的项目评价的需要,澳大利亚设计了一系列的卫生服务投入和产出指标体系。

从美国、英国和澳大利亚的实践来看,绩效评价框架的建立和有效地发挥作用,要受到很多条件的限制。如果缺乏一体化的信息网络,绩效报告就不能及时提供,地区之间的绩效也不能进行对比;如果缺乏一个为流行病学提供必要数据的信息系统,就不能有效地分析卫生投入和产出的关系;如果没有大量的经费,就不能有完善的绩效评价和改进机构。

世界卫生组织(2000)提出了一个分析国家卫生系统的新框架①。该框架把卫生系统绩效看作是"提高所服务人群的健康水平,对人民的某些期望予以满足,能够保障患者财务开支不致过高"②的完成情况。世界卫生组织用"总体健康状况、人口健康分布、满足需求总体水平、满足需求分配状况和财政支出分布情况"③5个指标衡量一个国家的卫生系统绩效,并对世界各国的卫生系统的绩效进行了评估排序。世界银行认为,对卫生系统绩效的诊断应从卫生系统的组织、卫生筹资、服务供方的支付方式、管制以及社会营销5个对卫生系统的绩效产生影响的关键控制点进行考虑。

从美国、英国和澳大利亚等发达国家,世界卫生组织和世界银行等国际性组织对卫生体统的绩效评价理论研究和实践探索,可以看出评价的具体指标和方式在各个国家虽有不同的差异,但是公平、效率、效果和质量是大家共同的目标,这对于刚刚起步的中国卫生系统绩效的评价是一个有益的借鉴。

### 三、国内关于财政支出绩效的研究

相对于国外的实践,我国关于公共支出绩效的讨论比较晚。

①National Health Ministers Benchmarking Working Group. Third national report on health sector performance indicators[M]. Canberra: Common wealth Department of Health and Aged Care, 1999.
②世界卫生组织. 王汝宽,等,译.2000年世界卫生报告 卫生系统:改进业绩[M].北京,人民卫生出版社,2000;8.
③世界卫生组织. 王汝宽,等,译.2000年世界卫生报告 卫生系统:改进业绩[M].北京,人民卫生出版社,2000;25.

目前对公共支出的绩效评价研究主要是集中介绍了国外的经验，讨论并关注与绩效评价的定义、原则、方法、内容、评价的指标体系、评价的标准、评价的制度保障等相关的内容，还对一些具体项目或部门的绩效评价案例，主要采用统计技术对综合公共支出进行评价，对行政支出、教育支出、卫生支出以及支农支出进行描述性绩效评价。

马国贤教授（2001，2005）认为，绩效管理的目的是提高财政效率，改善政府与公众关系。其基本理论可以归结为"一观三论"，即"花钱买效果"的预算观、"目标—结果导向管理论、公共委托—代理理论和为顾客服务论"。要求政府在进行绩效预算管理中抓住财政效率，始终关注结果和顾客的需求，并成为政府提供公共服务的动力。在绩效指标的设计上，通过逻辑分析等方法的结合运用，建立了一系列的指标体系。

陈学安（2003）认为，应在财政支出分类的基础上，分别建立财政支出项目绩效评价、单位财政支出绩效评价、部门财政支出绩效评价和财政支出综合绩效评价指标库[1]。徐一心等人（2005）认为财政支出绩效评价包括总体绩效评价、分类绩效评价和项目绩效评价 3 个层次[2]。卢静（2005）认为财政支出绩效评价包括综合绩效评价、部门绩效评价、单位绩效评价和项目绩效评价 4 个层次[3]。

陆庆平（2003）认为公共财政支出绩效管理应包括公共财政支出的配置绩效管理和耗用绩效管理[4]。

刘雅琼（2003）认为公共财政支出绩效评价的内容，应

---

[1]陈学安.建立我国财政支出绩效评价体系的设想[J].中国财政,2003(10):8-10.

[2]徐一心,曾俊林,杨冰,等.财政支出绩效评价实证研究[J].中国统计,2005(3):40-41.

[3]卢静.论财政支出绩效评价体系之构建[J].现代财经,2005(5):15-17.

[4]陆庆平.公共财政支出绩效管理[J].财政研究,2003(4):56-65.

该包括以下几个方面：制定明确、合理的公共支出绩效目标；建立科学、规范的绩效评价指标体系；对绩效目标的实现程度及效果实施考核与评价；并把绩效评价与预算编制和预算管理紧密地结合起来。刘汉屏、周谓兵（2000）认为，可以从经济效益、社会效益、环境影响和分配效益指标构建支出项目效益的指标评价体系①。

苏州市把财政支出绩效评价指标分成定量和定性两类，辽宁省财政厅、东北大学联合课题组（2004）建立的指标体系中则提出了财政支出拉动系数概念，并设计了财政教育、科技、农业和基建支出拉动（启动）系数等项指标，考核财政支出拉动（启动）社会各类资金投入产生的经济效益，推动社会经济发展状况，从而间接地评价财政支出效率②。

上海财经大学《公共支出评价》课题组（2006）对我国的公共支出绩效评价进行了有益的探索，借鉴国外的经验，提出了绩效评价的原则，构建了中间评价和最终评价相结合的公共支出绩效评价思路和框架，并把这个方法分别用在对公共教育支出、公共科技支出、公共卫生支出和行政管理支出的绩效评价实证方面。

**四、国内关于财政卫生支出绩效的研究**

我国对公共卫生绩效的研究起步较晚，多为对某一个单一因素绩效的研究、医疗机构的绩效评价和对卫生系统中的某个组成部分的评价。评价的重点包括不公平性分析、综合成本效果、服务

---

① 经济效益指标和社会效益指标，主要反映项目实施后对实现国家社会发展目标的影响及所做出的贡献；环境影响指标包括对资源的影响和对环境系统的影响两个方面；分配效益指标主要有国家收益比重、地方收益比重、个人收益比重、贫困地区收益比重等。
② 辽宁省财政厅、东北大学联合课题组.财政支出效率综合评价研究报告[J].经济研究参考,2004(46):10-29.

效率、质量评价与改进等方面。

(一)公平性和效率

很多学者认为我国公共卫生支出的不公平性影响了国民健康程度的提高。乐虹、唐圣春(2006)等认为,从卫生服务利用和提供方面来看,西部地区在基础设备拥有量、卫生资源数量和素质、卫生服务利用率方面都与东部有相当大的差距,降低了卫生机构靠提高服务获取充足发展空间的能力,从而进一步影响了其服务的提供条件和能力的改善,并落入一个恶性循环的怪圈①。龚向广(2005)指出,中国的卫生资源配置不公平,主要体现在人力资源配置不公平和疾病预防控制经费配置不公平两个方面②。王延中(2004)认为,卫生资源如同经济资源一样日益向城镇集中、向沿海地区和富余阶层集中,使原本不平衡的卫生资源更加不平衡③。阎坤和于树一(2004)指出,我国在近年来一直处于重治轻防的状态中,疾病预防控制体系相当薄弱,由于财力的限制不能满足新时期对公共卫生支出的需要④。苗俊峰(2005)认为,中国"公共卫生资源配置的不公平效应突出",主要体现在"政府预算卫生支出中公共卫生服务经费逐年减少,而公费医疗开支逐渐增加,在医疗服务中,中高收入人群享受较多而社会弱势群体得不到应有的保证"⑤。

关于公共卫生支出效率的研究。李淑霞、马维为和李淑文

---

①乐虹,唐圣春,陈迎春.东中西部地区农村卫生发展比较[J].中国卫生经济,2006(3):40－42.

②龚向广.疾病预防控制资源配置研究[J].中国卫生经济,2005(8):12－15.

③王延中.我国公共卫生制度的问题及出路[J].中国卫生经济,2004(11):35－40.

④阎坤,于树一.转轨背景下的公共支出结构失衡[J].经济研究参考,2004(80):2－13.

⑤苗俊峰.我国公共卫生支出规模与效应分析[J].山东工商学院学报,2005(4):31－35.

(2002)认为,长期计划体制下形成的医疗卫生体制改革未能解决公平问题,在有限的医疗卫生支出范围,医疗资源投入所获的实际效益也非常低下,是一种成本很高但收益很低的制度[①]。林菊红(2003)在对我国的公共卫生费用支出的效率与公平进行了分析后,指出政府有限的卫生投入被一部分人享用,具有很强的公共性的预防费与妇幼保健投入不足,城乡公共卫生投入的差异导致城乡保健水平的巨大差异[②]。刘军民(2005)在分析我国卫生资源配置公平性的基础上对我国卫生资源配置的效率进行了评价,指出我国公共卫生体系的薄弱、卫生资源的布局与结构不合理、短缺与浪费现象并存、卫生资源利用效率不高是由于卫生资源配置上的偏差导致的[③]。

从中可以看出,我国公共卫生支出缺乏效率和公平,缺少定量分析,很少有学者对如何提高公共卫生支出的效率和增强公共卫生支出公平性提出可操作性强的建设性的政策建议。笔者认为,应该利用具体的相关数据并选择科学的分析方法来定量地说明中国公共卫生支出和低效率,同时应该透过数据寻找不公平制度性原因。在分析中国公共卫生支出的不公平性和低效率的基础上,有针对性地提出改善支出公平性与提高支出效率的路径与方法。

(二)卫生绩效评价指标的研究

国内对绩效评价指标的研究主要是集中在3个方面:一是对医疗机构的绩效评价;二是对初级保健机构的评价;三是对政府支出绩效和有效性的评价。

卫生部(1990)制定了初级卫生保健评价方法和评价指标,对

①李淑霞,马维为,李淑文.我国医疗卫生支出的公共政策研究[J].中国卫生经济,2002(7):17-18.

②林菊红.论我国公共卫生费用的支出[J].中国物价,2003(7):30-34.

③刘军民.转轨过程中政府卫生投入与体制改革的评价及建议[J].当代财经,2005(12):49-55.

初级卫生保健进行绩效评估。胡琳等（1993）按照投入和产出的方法，用投入的人员、经费、经济和社会效益等6个方面共20项指标对初级保健机构进行了综合效益评价。高岱峰、张鹭鹭等（2001）用加权百分位累加法选取了展开床位数、年手术人数、高学历卫生人员比例等29个指标，对医院的综合竞争力进行评价[①]。李国红、胡善联等（2002）利用专家咨询法和现场调查法，从经营状况、业务水平和病人满意度等方面选出了33个指标，建立了对医院绩效的评价体系。罗荣等（2006）从配置结构、工作效率、医疗质量等5个方面13个指标对全国省、市、县三级妇幼保健机构的绩效进行了评价[②]。徐勇勇（2006）根据2000年世界卫生组织的卫生系统绩效评价方法结合国家卫生信息标准基础框架——国家卫生信息数据模型，提出了由8个关键绩效指标（KPI）组成的国家卫生系统绩效测量指标集，同时还简要讨论了数据元的标准化、指标尺的制定等有关问题。刘运国、张亮等（2007）从人均受益量、服务效率、功能实现、服务质量和发展潜力等6个维度，采用了78个3级指标对初级卫生保健机构的运行绩效进行了评价[③]。

上海财经大学《公共支出评价》课题组（2006）在其对公共卫生绩效评价研究中，把公共卫生分成基础性公共卫生服务、基本医疗服务、公共卫生监督和公共卫生教育与科研4方面内容，选取了33个指标对我国公共卫生进行了评价，发现基础性公共卫生服务支出绩效在各层级的评价中一直处于较低的水平，基本医疗服务

①高岱峰,张鹭鹭,等.医院综合竞争力评价方法研究[J].中华医院管理杂志,2001(7):399.
②罗荣,等.省地县3级妇幼保健机构2004年度绩效状况分析[J].中国妇幼保健,2006(21):1313-1315.
③刘运国,张亮,姚岚.初级卫生保健机构绩效评价[M].北京:中国财政经济出版社,2007.

支出绩效一直处于相对较高的水平,公共卫生监督支出绩效处于上升趋势。提出要想改变绩效,需要增强政府支出责任。随后的研究大多是借鉴这一研究成果,对相关项目进行评价。

王俊(2007)在世界银行专家Filmer等人的研究基础上以政府卫生支出的有效机制为线索,通过构造系统模型和经验分析,讨论了政府卫生支出与社会卫生医疗供给、个人卫生医疗需求以及公众整体健康水平之间的相互关系。作者利用计量模型进行参数估计和评价,为国内卫生服务评价研究,提供了一些新的指标和模型,包括边际产出指标、支出弹性指标,对中国1997年以来的医疗体制改革的实际效应进行了评估,并提出了相应的建议。作者虽然对健康的有效改善机制、卫生医疗的有效供给与需求机制、卫生资源的有效产出与配置机制进行了系统研究,但是没能对应该建立一个什么样的有效机制,才能发挥政府在医疗卫生中的核心作用,保证分配卫生公共资源的公平与效率进行求解[①]。

从我国的卫生绩效的实践来看,相比国外还有很大差距,有关的绩效评价技术和工具发展缓慢,仍属于起步阶段。就现阶段的文献来看,没有发现对农村卫生财政支出进行评价的研究,而由于国外早已完成了城市化进程,农村的人口比重很小,并且城乡居民享受相同的医疗保障,可借鉴的资料并不多,因此深入研究我国农村卫生财政支出的绩效,面临着很多困难,也将成为一种机遇和挑战。

# 第三节　财政支持农村卫生事业发展的理论基础

尽管某些人对政府卫生支出的效果有争议,但是各个国家都

---

①王俊.政府卫生支出有效机制的研究——系统模型与经验分析[M].北京:中国财政经济出版社,2007.

把卫生事业作为政府的职责之一,即使是在医疗领域私有化程度
最高的美国,政府承担的医疗费用也占了卫生总费用的大部分。
就本书关注的议题看,有关理论主张、观点也明确显示了,政府对
发展农村卫生事业承担重要职责,主要是出于满足如下4种需要:
即弥补市场失灵的需要,生产健康人力资本的需要,消除社会贫困
的需要,以及维护社会伦理的需要。

## 一、弥补市场失灵的需要

### (一)农村卫生的公共品属性

农村卫生保健,"是由公共卫生部门或其他组织提供用以满
足农村公共卫生需求的产品或服务,是特殊的公共品"①。根据公
共产品理论,常常把同时具有非排他性和非竞争性两种特征属性
的物品称为纯公共品,而仅具有一种特征属性的物品称为准公共
品,既有排他性又有竞争性的物品则为私人品。

农村卫生产品中有的是纯公共品,比如疾病与健康监测、传染
病监测、重大传染病的控制与预防、突发公共卫生事件的处理、公
共卫生课题的科学研究、健康教育等。这些公共卫生服务产生的
利益并不可能专门分割给某一个消费者独自享用,想要限制他人
享受这种利益是办不到的,他们同时具有非排他性和非竞争性特
征,就属于纯粹的农村卫生公共品。而有些卫生产品,不同时具备
非排他性和非竞争性的特征,属于准公共品,"比如,预防免疫、妇
幼保健、计划生育和从业人员健康检查等"②。

"农村卫生保健产品的公共性,使得在生产和供给方面与完
全私人产品有所不同。一方面,由于农村公共卫生产品的提供需
要具有相当的规模并且成本很高,医疗单位无力承担投入,所以最
好是由所有的居民共同分担。另一方面,由于公共卫生产品的非

①② 徐颖科. 中国农村初级卫生保健供给失灵与对策[J]. 未来与发展,2010(5):103.

排他性,免费搭车盛行"[1],作为以经济利益至上的经济体,无论是任何医疗单位还是个人都没有动力提供这样的服务,除非所获的收益超过成本。这是医疗卫生市场本身具有的内在缺陷,因此需要政府的介入,对这些领域进行管理和干预。

(二)农村卫生产品的外部性

"农村卫生产品有些不是纯粹的公共品,属于准公共品,它们具有非排他性、非竞争性的某一方面,具有很强的外部性。如预防接种,不仅接种者本人受益,而且预防接种后人群的集体免疫力增强,使其周围的易感染者也得到了保护,而非典型性肺炎(SARS)、结核病、艾滋病等传染病具有负面的外部性,假若这些患者为避免医院的收费不去就医,结果会把病毒传染给其他人,危害社会安全稳定"[2]。

正是由于外部性的存在,一些原本人们认为是不应该纳入政府提供范围的卫生产品,随着人们对卫生事业具有福利性的定位和生活质量的不断提高,作为保证公民基本权益的公共卫生产品也被纳入政府提供范围。在卫生公共品的范围不断扩大的同时,私人机构的提供动力并没有同步扩张,反而是对国家提出了更高要求,各国纷纷把为国民提供可及的医疗服务作为自己的职责之一。因此,政府必须运用财政政策,引导卫生资源公平合理配置,弥补市场失灵。

(三)农村卫生的信息不对称

从信息经济学的角度来看,农村卫生医疗市场上主要参与者病人、医疗机构和医疗保险机构三方之间属于委托—代理关系。患者、医疗保险机构属于委托人,而医方是两者的双重代理人。由于不同个体获取信息的能力的差异、社会分工和专业化等因素,买卖双方信息严重不对称。

---

①②徐颖科.中国农村初级卫生保健供给失灵与对策[J].未来与发展,2010(5):103.

信息不对称的存在,不仅造成代理人为追求自身效用最大化,倾向于做出有损于委托方利益的不适当或不道德行为,从而产生道德风险,还可能使信息优势方做出逆向选择。

农村医疗卫生领域的道德风险集中体现在医方的诱导需求。由于医疗卫生服务有典型的非同质性、高度专业性、技术性和不确定性。医方占有绝对的信息优势,处于强势地位,而患者和医疗保险机构则处于信息劣势,只能对医方的行为做出被动的反应,医生对患者病情、诊疗手段以及医疗服务是否适度等信息更为了解,患者由于缺乏医学科学知识和对疾病的恐惧心理,对医生往往持绝对服从态度。而医疗保险机构不直接参与诊疗过程,对医疗机构的行为更缺乏了解。

道德风险会引起医疗卫生的过度需求。这种因医疗劳务社会边际成本大于边际效用而形成的过度使用医疗劳务资源的道德风险与医疗保险的目标相冲突,不利于医疗财务风险的彻底转移。并且会严重破坏医疗保险系统的正常运行,造成医疗保险机构支出增加、亏损和正常运行难以为继,进而导致医疗保险市场萎缩。

逆向选择主要出现在农村医疗保险市场上,结果是造成医疗保障的覆盖率过低。在竞争的医疗保险市场中,消费者个人比医疗保险机构更了解自己的健康状况,患病风险较高的消费者就会比低风险者愿意购买和参加医疗保险,从而导致医疗保险支出大大增加,与此同时,私人保险公司选择投保人的标准是赢利,保险公司更愿意接受身体好的人的投保,一些健康状况很差或具有较高风险的人就会被拒之门外。在2005年末卫生部与世界银行对新农合第一批参合县的调查中发现15%的被调查者不参加合作医疗的原因就是身体好。这种医疗保险市场的逆向选择不利于发挥医疗保险的互济功能,必然导致医疗保险过低的覆盖率,使得医疗卫生消费不足以保护居民健康。

## 二、生产健康人力资本的需要

人力资本是国家财富最重要的组成部分。西奥多·舒尔茨把人力资本看作是人的健康、体力、知识、技能、经验和其他精神的综合,可以通过投资于教育、健康等获得,人力资本像一切资本一样应当获得回报。

人力资本对一国经济发展至关重要。世界银行(1995)对192个国家的评估发现,平均的人力资本占国民总财富的64%,而发达国家人力资本占国民财富的比重甚至超过了80%。加里·贝克尔(1992)认为物质资本只能够解释大多数国家收入增长的相对小部分,未来50年内,人力资本将是任何经济实体中最重要的资本。新发展经济学家以及迈克尔·波特等管理学家,也都把人力资本作为一国经济发展的内生变量,认为它是各国经济发展快慢的真正原因——具有良好教育、劳动技能和健康体魄的人。

健康的身体是最基本的生产要素,是从事其他活动的前提。有效的公共卫生服务体系可以保护居民免受疾病的侵袭,提高健康资本存量和流量,为经济活动提供健康劳动力,从而间接地促进经济发展。一项典型的统计估算表明,出生预期寿命对经济增长的弹性在0.3~0.4之间。从我国的实践来看,健康状况的改善是经济增长和改革成功的重要前提。新中国成立以后,我国在城乡实施的生育健康、控制传染病和地方病、儿童免疫等公共卫生计划,极大地改善了城乡居民的健康,为经济增长提供了基本的人力资本和物质资本。据估计,1950~1982年,中国人口的平均预期寿命从35岁增加到69岁,由此而创造的经济价值共约24730亿元,平均每年约773亿元,相当于国民生产总值(GNP)的22%[①]。

中国人口的大部分居住在农村,农村居民的健康状况会影响到整个国民经济的发展。为农村居民提供健全的医疗保障不仅有

---

①黄永昌. 中国卫生国情[M]. 上海:上海医科大学出版社,1994:35.

助于健康的人力资本的形成,还可能使人力资源的潜在优势转化成现实优势。

### 三、消除社会贫困的需要

贫困是经济、社会、文化贫困落后现象的总称。在物质生活上表现为,一个人或一个家庭的生活水平达不到一种社会可以接受的最低标准。人们在划分贫困人群的时候更多的是依据物质贫困。但是在阿马蒂亚·森看来"贫困是对基本可行能力的剥夺,而不仅仅是收入低下。基本可行能力的剥夺可以表现为过早死亡、严重的营养不良、长期的疾病流行、大量的文盲以及其他一些失败"①。

任何人都有患病的可能性,并需要为获得医疗服务付费。在医疗保障体系比较完备的国家,个人的支付比例较低,在预算约束下,不会对家庭和生活造成很大的负担,因为政府承担了卫生支出的绝大部分。但是对于一个缺乏医疗保障体系的国家,由于没有这种风险共担机制,人们的卫生支付能力必然影响到个体预算约束。对中国而言,广大的农村地区在2003年以前基本没有医疗保障,居民自付比例很高,影响到居民健康的改善和经济发展。据2003年全国卫生服务调查显示,30%的贫困家庭把医疗费用都归结为贫困的元凶,与亚洲其他国家相比,中国贫困人口的医疗支出占家庭总支出的比重是最高的,疾病造成的收入损失比医疗服务的直接费用对家庭经济状况的影响更大②。如果家中挣钱养家的人死亡或家里的劳动力生病,要么通过举债、吃便宜食品、延长健

---

①阿马蒂亚·森.任赜,于真,译.以自由看待发展[M].北京:中国人民大学出版社,2003:15.

②世界银行.中国农村卫生改革[M].(2009)http://www.docin.com/p-35753911.html.

康家庭成员的劳动时间来应对,要么依靠存款来应对。

　　贫困人群本身就是一个脆弱群体,没有满足生存需要的足够衣食,生存环境和营养状况较差,保健知识缺乏,比一般人更容易遭到病魔的袭击。更严重的是由于国家缺少抵御疾病风险的机制,贫困人群更容易陷入贫困、低收入、健康不良的恶性循环,成为消减贫困的障碍。政府为穷人的健康提供支持,能有效保障他们获得健康这一基本人权。

### 四、维护社会伦理的需要

　　健康是人类的天赋权利。为国民提供基本卫生保健是社会可持续发展的需要,如果将卫生服务私有化扩大而只考虑成本忽视伦理将会偏离卫生保健的职责。实际上,在公共卫生领域中涉及许多的伦理问题,如传染病防治、保密、对研究对象的保护,卫生保健资源的配置、遗传学、免疫政策、儿童保健与保护、供水系统安全、对健康与安全的规制,食品和药物安全,公共场所禁烟、精神卫生等多方面的问题。因此,当把健康视为一种基本权利,从伦理上讲应该忽略病人无钱看病的问题。政府如果将卫生服务私有化扩大将会使这些问题恶化。

　　在提供公共卫生品的时候需要公平与效率的统一,要保证人们公平地获得健康机会和途径,获得均等化的医疗服务,也就是要保证规则和结果的公平。"要看卫生服务产品的提供是否满足不同地区、不同人群的基本要求。"[①]我国在提供卫生产品方面存在着机会的不公平,主要表现在重视城市,忽视农村;重视治疗,忽视预防;医疗保险的制度设计有利于富有的阶层,忽视低收入和没有收入的城镇居民和广大的农村居民。"如果政府在不能满足大部分人群最基本的健康需求时,将公共基金用于购买高科技医疗服

---

①孙慕义.后现代卫生经济伦理学[M].北京:人民出版社,1999:214.

务如心脏手术、神经手术等在伦理上是不恰当的。"①

　　从经济伦理看,政府只有通过卫生资源的合理配置,实现卫生服务的普遍提供,保证公民平等地获得所需要的卫生服务,保证自己健康权利,才能达到满意最大化。因此,对于基本的卫生保健需要政府来完全承担体现结果公平的原则,对于比较高的健康保障需求,根据个人意愿和投入成本由市场提供,体现规则公平②。通过公共卫生干预,不仅减少了个人的医疗费用和因病产生的社会成本,还改善了人们的生理、心理和社会健康状况,创造了一个文明、健康的社会环境。

①江芹,胡善联.公共卫生领域中的伦理学[J].中国医学伦理学,2003(1):11-12.
②吕卓鸿.基于经济伦理学角度对我国卫生制度的考察与建议[J].中国卫生资源,2004
　(3):105-107.

# 第二章 农村卫生财政支持制度演变与规模测算

○农村卫生保障体系与财政支
持体制的嬗变

○农村居民健康的影响因素实
证分析

○农村卫生财政投入规模的测
算

投资于农村居民健康,改善农村卫生服务条件,建立以新型农村合作医疗制度为主体,农村医疗救助制度为补充的农村卫生保障体系,是政府的职责所在。当然,农村卫生投入仅靠政府单方面支持是不够的,客观上要求政府、个人和社会共同做出努力,但是农村卫生费用支付的比例在三者间如何分配才算是合理的,公共财政介入到怎样的程度才算是合适的。本章重点研究后一个问题,即政府必须科学确定用于支持、发展农村卫生事业的公共投入占全部公共财政资金的份额。这是一个必须讨论的问题,也是进行下一步绩效评价的前提。

作为本书的理论研究部分,本章主要分析 3 个问题:首先,对农村卫生事业财政投入政策的历程进行梳理;其次,利用实证分析方法,讨论农村卫生费用投入及其他因素和健康的关系;最后,根据实证分析结果,对农村卫生支出应占全部财政支出中的比重进行测算。

# 第一节　农村卫生保障体系与
# 财政支持体制的嬗变

　　农村卫生政府投入是政府通过财政预算(含专项)安排投向农村医疗卫生机构和居民的各项基本建设、设备购置、经费补助和医疗保障等资金。其规模和结构直接影响到医疗卫生机构的服务提供、医疗卫生服务的可及性和公平性。公共财政资金对农村卫生的支持,随着中国农村卫生体系的建立和衰落以及恢复创新,经历了不同的角色转变。

### 一、农村卫生体系和医疗保障制度

　　新中国成立以后,从 20 世纪 50 年代开始着手建立农村卫生网络,到 1965 年就初步形成了以集体经济为依托的县、乡、村三级医疗卫生保健体系和以农村合作医疗为核心的农村医疗保障制度,20 世纪 70 年代末达到了顶峰。20 世纪 80 年代以后农村医疗体系逐渐衰落,2003 年开始的以新农村合作医疗为主体农村医疗保障体系的建立,才使得农村的卫生保健体系得以恢复。纵观前后的历程,大体上经历了初步建设、迅速发展普及、衰落和探索与创新 4 个时期:

　　(一)医疗保障制度的初创阶段(1950~1965 年)

　　新中国成立之初,中国的婴儿死亡率高达 25%,人均预期寿命只有 35 岁[1];全国近 5 亿人口中,平均每千人只拥有卫生技术人员 0.93 人,病床 0.14 张,并且 80% 在大中城市,农村基本上没

---

[1]Ka – Che Yip. Health and Nationalist Reconstruction: Rural Health in Nationalist China 1928 – 1937:396.

有医疗设施;传染病、地方病流行①,迫切需要找到一种适应中国现实状况的卫生模式,保证人民健康。从 1950 年开始到 1965 年,经过不断努力,在广大的农村地区初步建立起了县、乡、村三级卫生防御体系和以合作医疗为核心的农村医疗保障制度。

所谓的三级预防体系是指在县卫生局的统一领导与指导下,以村卫生所(室)为基础、乡(镇)卫生院为枢纽,县级各医疗卫生单位为业务指导中心,融医疗、预防和科研等工作于一体的三级医疗预防体系。基本的行政组织和卫生机构框架如图 2.1 所示:

这一时期农村卫生体系是多层次的,表现为:国家办的县卫生院和少数区卫生院;集体办的部分是公办民助,归县领导,部分是乡卫生联合诊所自愿组合,归乡领导;私人个体诊所共存。

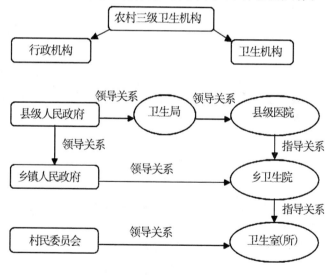

图 2.1 农村卫生三级医疗预防体系

①张自宽.中国农村卫生发展道路的回顾与展望[J].中国农村卫生事业管理,1999(9):3.

从第一届全国卫生工作会议提出"建立全国各级基层卫生组织"①开始,各地开始了积极地探索。1950 年东北地区出现了具有合作性质的医药合作社,"1952 年底,全国县级卫生院由 1949 年的 1000 多所增加到 2123 所,遍及全国 90% 以上的地区"②。1955 年中国农村正式出现了具有保险性质的医疗保健制度——由农业生产合作社举办的保健站③,也是农村合作医疗的雏形。1956 河南省正阳县王庄乡团结农业社首创了农村合作医疗制度④。到 1956 年底,全国就有联合诊所、乡卫生所 5.1 万所以上⑤,集体保健医疗站 1 万多个⑥,个体开业医生、药店坐堂医生和兼务农业的医生 20 万人。

1958～1965 年,农村合作医疗制度出现了较快发展,全国行政村举办合作医疗的比重从 1958 年的 10% 上升到 1962 年的 46%⑦。根据 1959 年《关于人民公社卫生工作的几个问题的意见》提出的"公社卫生院、卫生所是人民公社举办的集体卫生福利事业,不应该实行自负盈亏,自给自足"原则指导下,原有的农村联合诊所、保健站和各体开业的医务人员并入公社,一些地区开始

---

①政务院第 49 次会议批准了这次卫生会议报告。1951 年 4 月 1 日以"中央人民政府卫生部命令"形式公布了第一届全国卫生工作会议通过的《关于健全和发展全国卫生基层组织的决定》。第一条中提出"中央及各行政区卫生部有计划地健全与发展全国现有县卫生院所,使其适应当前的卫生工作方针与任务"。
②姚力.农村合作医疗:经验与反思.(2008－08－02)http://iccs.cass.cn/detail_cg.aspx? sid＝267.
③其标志是山西高平、河南正阳、山东招远、湖北麻城等地建立的由农业生产合作社举办的保健站,最早的是 1955 年 5 月 1 日,山西省高平县米乡建立的联合保健站。
④农村卫生事业编写组.农村卫生事业管理[M].济南:山东科学技术出版社,1988:268.
⑤邓力群,马洪,武衡.当代中国卫生事业[M].北京:中国社会科学出版社,1986:13.
⑥徐杰.对我国卫生经济政策的历史回顾和思考[J].中国卫生经济,1997(10):7.
⑦周寿祺.探寻农民健康制度的发展轨迹[N].国际医药卫生导报,2002(6):18.

推行供给制,实行免费医疗①。1962 年《关于调整农村基层卫生组织问题的意见(草案)》明确了多层次医疗体系,允许医生个人开业,并把部分国家办的区卫生所、地区医院和公社办的卫生所,改为医生集体办,划归为小型集体,实行独立核算、自负盈亏。

多层次的卫生体系适应了当时的社会经济环境,也促进了群众性爱国卫生运动②。正是三级卫生体系、农村合作医疗制度的建立和爱国卫生运动的开展,农村环境大大改善,鼠疫、黑热病、血吸虫病、疟疾等当时一度猖獗的传染病都得到了有效的控制。

(二)农村医疗保障普及阶段(1966~1978 年)

这一时期最大的变化体现在农村合作医疗迅速普及、城市医疗资源向农村的转移和农村卫生队伍的成长。这些变化使农村卫生服务能力有了很大的提高。

合作医疗的迅速普及。1965 年毛泽东发表了"六二六"指示:"卫生部的工作只给全国人口的 15%工作,而且这 15%主要是老爷③,广大的农民得不到医疗,一无医院,二无药。……把医疗卫生的重点放到农村去嘛!"④。"六二六"指示给 1962 年后发展几乎处于停顿的合作医疗制度提供了一个重要契机,但由于政府的重点集中在为农村培养卫生员和提供医疗服务上,并且巡回医疗

---

① 即公社设卫生院(医院),生产大队设卫生所(保健所),生产队设不脱产人员组成的卫生室(保健室)。

② 爱国卫生运动是在 1952 年反细菌战中兴起的。当时的主要任务是以粉碎细菌战为主。由于这场运动的直接目的是反对美国侵略者发动的细菌战争,是保卫祖国的一项政治任务,是在炽热的爱国主义思想指引下进行的,所以被称为爱国卫生运动。

③ 据卫生部 1965 年 9 月 3 日的《关于把卫生工作重点转向农村的报告》统计:1964 年,高级卫生技术人员 69%在城市,31%在农村(县及县以下),其中县以下 10%,中层技术人员城市占 57%,农村占 43%,县以下占 27%。全年卫生事业费 9.3 亿元,公费医疗占 30%,农村占 27%,县以下占 16%。

④ 毛泽东 1965 年 6 月 26 日同医务人员的谈话[M]//中共中央文献研究室. 建国以来毛泽东文稿. (第 11 册). 北京:中央文献出版社,1996:387.

队是"按当地合理收费标准收取费用"①,并没有出现期望的普及高潮。据安徽医科大学卫生管理学院估算,到1968年全国农村合作医疗只覆盖了20%(如图2.2)左右的生产大队,甚至低于1964年的水平。1969年以后合作医疗普及率迅速提高,出现了一个小高潮,"到1976年全国实行合作医疗制度的行政村的比重从1968年的20%上升到90%,合作医疗服务覆盖了全国85%的农村人口"。②

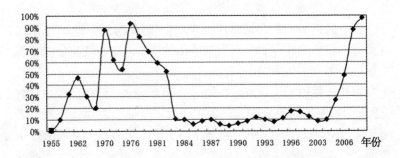

**图2.2　开展农村合作医疗的村占全国行政村的比重(1955～2008年)**

资料来源　根据王绍光.学习机制与适应能力:中国农村合作医疗的体制变迁的启示[J].中国社会科学,2008(6):118绘制。

在此期间,尽管农村经济发展缓慢,农民生活水平较低,但是由于农村合作医疗制度的广泛普及和超常规发展,农民获得了最基本的卫生保健服务,防止了大的疫病的发生和流行。

针对农村医疗资源缺乏的状况,卫生部门积极采取了一系列

---

①卫生部党组.关于城市组织巡回医疗队下农村配合社会主义教育运动进行防病治病工作的报告[OL].(1965-01-27)http://news.xinhuanet.com/ziliao/2005-02/02/content_2539249.htm.

②曹普.改革开放前中国农村合作医疗制度[J].中共党史资料,2003(3):143.

的措施,促使城市医疗资源向农村的转移,加强农村卫生资源建设。例如抽调部分设备到农村;从大中城市、工矿企业、机关、学校以及军队等抽调部分医务人员,组成了巡回医疗队或其他形式的临时医疗组织,分批到偏僻的农村山区为农民提供医疗服务;医学院所也为农民提供医疗教育,培训卫生人员。

农村卫生队伍的成长。伴随着合作医疗的普及,数以百万计的半医半农的卫生员"赤脚医生"[1]队伍成长壮大。赤脚医生是合作医疗的主要实施者,一般经过一两个月短期培训就可以上岗,其工资待遇一般通过工分制来解决。到 1977 年底,全国"赤脚医生"达到 150 多万名,生产队卫生员、接生员达到 390 多万名。合作医疗、赤脚医生和保健站成为解决中国农村缺医少药问题的"三件法宝"。联合国儿童基金会也把"赤脚医生"制度称为"不发达国家提高医疗卫生水平的样板"[2]。中国也以不到发达国家1%的卫生支出成功地解决了占人口绝大多数的农民群众的医疗保障问题,而成为"发展中国家解决卫生经费的唯一范例",成功实现了"卫生革命"[3]。

(三)逐渐衰落阶段(1978～1985 年)

1977 年 8 月"文化大革命"结束,并没有人会预见合作医疗的迅速衰落。因为 1978 年的《中华人民共和国宪法》,以国家根本大法的形式确立了合作医疗的重要地位。1979 年的《农村合作医疗章程(试行草案)》又把合作医疗定义为"依靠集体的力量,在自愿互助的基础上建立的一种社会主义性质的集体福利事业,"并

---

[1]《红旗》杂志编辑部.从"赤脚医生"的成长看医学教育革命的方向[M].北京:人民出版社,1968.

[2]昆明医学院健康研究所.从赤脚医生到乡村医生[M].昆明:云南人民出版社,2002: 5.

[3]世界银行.中国:卫生模式转变中的长远问题与对策[M].北京:中国财政经济出版社,1994:5.

承诺"根据宪法的规定,国家积极支持、发展合作医疗事业,为保护人民公社社员的健康,发展农业生产服务"①。

但是实际上从 1978 年开始,合作医疗制度参合率就开始出现下降,1982 年的参合率只有 52.18%,远低于 1976 年的 92.3%,1983 年更是降到了 11%。为什么在改革开放后合作医疗作为农村医疗保障体系会迅速衰落呢?

一是基层卫生机构所有权变迁和经济基础的变化。合作医疗是以集体经济为支撑的互助合作医疗体系。家庭联产承包制推行以后,除了少数地区有集体所有的乡镇企业外,绝大部分乡村集体经济十分薄弱,无力支付合作医疗的集体公益金。由生产队集体举办,具有合作医疗性质的保健站,所有权发生了转移,"不少变成大队企业,有的变成了联合诊所或私人开业"②。作为个人的诊所,不承担原来由集体承担的责任和义务,这也是市场化的必然趋势。

二是农村医务人员大量流失。一方面,原来到农村工作的城市医务人员,随着政策的调整纷纷离村返城;一方面,一部分农村医务人员或放弃医疗卫生工作彻底务农,或成为自负盈亏的个体开业者;另一方面,加上国家把赤脚医生改名为乡村医生③,考核标准提高,又没有及时补充相应的医务人员,使得符合政府要求的服务于农村医疗的人员大大减少。

三是 20 世纪 80 年代初期政府对合作医疗放任的态度。改革开放以后,虽然政府从来没有明确否定过农村合作医疗,但是对人民公社、上山下乡、样板戏等毛泽东时代的"遗产"遭到否定的前

---

①卫生部,农业部,财政部,国家医药管理总局,全国供销合作总社.农村合作医疗章程(试行草案).(1979-12-15)http://www.bsyc.gov.cn/SQJS/ShowArticle.asp?ArticleID=427.
②福建省卫生局.坚定不移地办好农村合作医疗[J].福建医药杂志,1979(6):1.
③1985 年,卫生部陈敏章宣布:停止使用赤脚医生这个名称。

提下,不少人把合作医疗看作是人民公社的副产品,主张解散合作医疗,由赤脚医生承包卫生室,并断言这是发展的"必然趋势"①。并认为合作医疗逐渐萎缩"是一种进步,一种改革",他们相信"就中国广大地区来说,自费医疗制度还要维持相当一段时间"②。

（四）制度探索与创新阶段（1986 至今）

由于不少地方的农村基层卫生机构和合作医疗保健制度解体,又没有新的制度提供,农村出现了医疗保障制度的空白。个体行医和社会办医失去控制,乱收费、高收费,群众因病致贫,看病难看病贵,缺医少药状况较严重。一些已经消灭或控制的传染病、血吸虫病死灰复燃,农村迫切需要重新建立医疗保障体系,以免影响社会的稳定和发展。

20 世纪 80 年代中期,就在关于农村医疗融资是采取"健康保险"还是"巩固与发展我国独创的合作医疗"进行激烈争论的时候,1985 年卫生部在四川简阳、眉县开展了"中国农村健康能够保险实现项目"的实验。除此之外,还有湖北监利县的健康保险、安徽金寨县的母婴健康保险、山西运城的中小学口腔保健保险等③。此后,许多地方开始了对农村社会保险制的探索。

在鼓励个人出资参加不同的农村社会保险的同时,一些地方开展了具有合作医疗性质的医疗保险的实验,如浙江省余杭县、江苏省金坛县,集体出资在 90% 以上④,而湖北广济县、江苏太仓县、

---

① 李德成. 中国农村传统合作医疗制度研究综述[J]. 华东理工大学学报（哲学社会科学版）,2007(1):19-23.

② 张自宽. 中国的初级卫生保健要走自己的路[J]. 中国农村卫生事业管理,1993(5):1-4.

③ 本刊评论员. 积极探索和发展具有中国特色的农村医疗保健制度[J]. 中国农村卫生事业管理,1987(10):1-4.

④ 程云飞,张承模. 浅论"风险型"农村医疗保险制度[J]. 中国农村卫生事业管理,1987(5):32-36.

山东招远县等一些地方仍然在坚持合作医疗制度①。

多样的实践为比较不同筹资体制的可行性与优越性提供了可能。安徽医科大学与卫生部医政司(1987)联合进行的合作医疗与自费医疗制度的对比调查研究②,卫生部课题组(1988~1990)对农村几种医疗保障制度的可行性和有效性进行比较研究③,均得出了合作医疗制度优于自费医疗制度,绝大多数农民希望办合作医疗的结论。显然,只有恢复合作医疗,才能满足农民获得医疗预防服务的需求,也才能实现 2000 年人人享有卫生保健的目标。

从 1988 年末开始,政府文件开始把"恢复和健全农村集资医疗保健制度"作为实现 2000 年人人享有卫生保健目标的保障而宣传。1991 年、1992 年,政府分别拨出专款 2000 万元和 7500 万元,修复合作医疗的"网底","28 个省市从地方财政中增拨专项经费 25 亿元,为奄奄一息的农村合作医疗注入了强心剂,1992 年合作医疗出现了"小阳春"④(如图 2.2)。1993 年《关于建立社会主义市场经济体制若干问题的决定》提出了要发展和完善农村合作医疗制度,1994~1996 年,全国各地方进行了几百个试点,到 1996 年底,开展合作医疗的行政村已上升到 17.59%,达到了 1983 年以来的最高水平(如图 2.2)。但是依赖"个人投入为主,集体扶持,政府引导、支持"的筹资方式,并没出现政府期望的高潮,1997 年农民参加合作医疗的比率仅为 9.6%,1998 年这一比率更是降

---

①才生嘎.为建立具有中国特色的社会医疗保险制度而努力[J].中国农村卫生事业管理,1987(10):5-6.

②朱教荣.中国农村合作医疗保障制度的研究[J].中国农村卫生事业管理,1988(10):42.

③中国农村医疗保健制度研究课题组.中国农村医疗保健制度研究[M].上海:科学技术出版社,1991.

④薄先锋,董践真.回来吧! 农村合作医疗[J].中国改革,1993(2):46-48.

到了 6.5%①。

2002 年以后,政府合作医疗政策出现了重大转折,在 10 月发布的《关于进一步加强农村卫生工作的决定》中提出要"逐步建立新型农村合作医疗"。为了实现"2010 年新型合作医疗基本覆盖农村居民"的目标,政府承诺"从 2003 年起,中央财政对中西部地区除市区以外的参加新型合作医疗的农民每年按人均 10 元安排合作医疗补助资金,地方财政对参加新型合作医疗的农民补助每年不低于人均 10 元"并对"农村贫困家庭实行医疗救助"②。以 2003 年《关于建立新型农村合作医疗制度的意见》为标志,农村的医疗保障体系进入了一个新的阶段——新型农村合作医疗。

与此同时还同步推出了医疗救助制度,对农村贫困家庭和五保户进行医疗救助。随着政府介入力度的增加,覆盖率大幅度提高,到 2008 年 6 月底,新农合在全国 31 个省份实现了全覆盖(如图 2.2)至此,经过 60 年的发展,农村医疗体制终于建立,尽管还有很多的不足,但是基本的医疗卫生服务体系和网络将会给农民提供一个基本的健康网。

表 2.1　新型农村合作医疗和传统农村合作医疗对比

| 项目 | 新型农村合作医疗 | 传统农村合作医疗 |
| --- | --- | --- |
| 性质 | 政府组织 | 乡村自行组织 |
| 筹资 | 政府为主 | 个人和村集体 |
| 重点 | 大病 | 小病 |
| 统筹层次 | 县为单位 | 村或乡为单位 |

资料来源　王绍光.学习机制与适应能力:中国农村合作医疗体制变迁的启示[J].中国社会科学,2008(6):131。

---

①张德元.中国农村医疗卫生事业的回顾与思考[J].卫生经济研究,2005(1):19-21.
②中共中央国务院关于进一步加强农村卫生工作的决定,2002-10-19.

**二、农村卫生财政支持体制演变**

财政支持农村卫生,无论是采取直接补贴给需求方(即农民)方式,还是间接补贴给供给方(县医院、乡镇卫生院和乡村卫生所等医疗机构)都可以给农民提供基本的医疗卫生保障。从前面对农村卫生体制回顾可以看出,农村卫生财政支持,体现出明显的"供给型"特征,即财政通过向供给方(农村医疗机构和公共卫生机构)提供补贴实现,对直接受益人的补贴比较少。以集体经济为基础的传统合作医疗的鼎盛时期,政府财政的支持也不多,主要依靠集体经济积累和农民自身解决筹资,即使是在新农合迅速发展的今天,对需方的补贴相对于给供给方的补贴也很少。

因此,财政对农村卫生机构的支持的变化呈现出同经济社会的制度的变迁的一致性。在国家财政体制约束下,"统收统支—财政包干—分税制"的财政制度变迁过程,也走过了相似的变化过程。

(一)计划经济体制时期

在计划经济体制时期,农村卫生财政管理体制与经济体制相适应采取高度集权的形式,所有的卫生收支均由上级决定,医疗机构自身并没有相对独立性。但是农村卫生财政管理体制并非一成不变,它的具体形式随着当时经济、社会、政治的发展和财政管理体制的改变不断地调整。

1949~1955年国民经济恢复时期,由于国家实行了"统收统支、定额补助"的财政卫生管理体制,所有医疗机构的收入和支出纳入财政部门统一管理。这一时期,财政主要负责纳入国家编制的县医院和卫生人员经费的拨付,经常性的经费由地方自己负责,省通过卫生事业费为防疫和免费医疗提供补助。

1955~1960年,国家对定额补助的形式进行了调整,对医疗机构实行了"全额管理、差额补助"的管理体制。这一体制要求医院的收入都纳入国家预算,财政根据医院的实际收入和支出的差额进行补助,出现结余需要全部上缴财政。这个时期财政补助水平占医院全部开支的 20% 左右。

1960～1979 年,国家把对卫生管理的"差额补助"方式调整为"全额管理、定向补助、预算包干"的管理办法,按照这一管理体制的要求医院所有人员的工资纳入国家预算,并把财政补助水平提高到医院支出的 35% ,其他支出由医院自行解决。在此期间,国家对农村卫生财政按照医院的性质施行不同的管理方法。属于国家所有性质,由国家出资兴办的公社卫生院采用全额管理、定向补助、结余留用管理办法;集体性质的公社卫生院,经费主要依靠集体经济,国家进行必要的补充,补助额度大概占到卫生院支出的 35% 或集体人员工资的 60% 。同时,为了改善基础设施和医疗硬件,国家有计划地提供一些基本建设投资和医疗器械设备。

可以看出,国家对农村三级卫生网络的支持主要集中在县级卫生机构和国家所有的卫生院,对集体所有的卫生院和村级卫生机构的支持很少,特别是农村基层卫生机构(大队卫生室)几乎没有得到财政支持,卫生室的房屋、医疗器械和所需要的经费主要由大队、生产队投资和农民缴纳的保健费提供,集体经济成了农村基层卫生机构的源泉。但就是在这样的情况下,其成功地提供了可及的基础医疗服务,保证了人民的健康。

(二)财政包干体制时期

随着国务院(1980)《关于实行"划分收支、分级包干"财政体制的暂行规定》的发布施行,根据行政管理体制的层级,开始了财政体制上的"分灶吃饭"。尽管此后经过 1985 年和 1988 年两次调整和改革,但是仍旧没有突破"分级包干,自求平衡"的思想。

按照国务院的要求,各省、市财政开始对卫生部门试行"划分收支,分级包干"的管理体制,针对不同的单位采取了相应的管理办法:变"全额预算管理"为"预算包干、结余留用"管理;变"差额预算管理"为"定收、定支、定补助、结余留用"管理;乡卫生院在 1984 年随着乡级财政的建立转变为乡级财政全额负担。1988年,国家对卫生预算包干方式进行了调整,对有稳定收支的全额预算单位和一般差额预算单位实行"包死基数,一定几年"的管理,对收入比较多、有条件实行经费自足的差额预算单位实行"核定基数,比例递减"的管理方式。

从这一阶段的演变来看,政府是想通过市场的力量为卫生系统筹集资金和控制医疗成本,并希望更多社会资金进入到医疗领域,建立一个以社会和个人自付费为主的医疗服务体系,使政府有更多的资金投入到经济建设中去。而在财政分级包干的大格局下,中央对整个农村卫生资源的支持力度和整合能力明显下降,卫生经费受地方财政能力的制约,使得卫生资源的配置和健康差距在地区间不断扩大,越是经济贫穷地区,政府卫生份额下降越快,体现出明显的"累退性"。在合作医疗因为集体经济的下降而面临大面积解体的情况下,政府对农村卫生支出的重点仍旧集中在医疗机构,没有及时介入资金缺乏的合作医疗领域,使得合作医疗迅速下滑,参合率降至1983年的11%(如图2.2)。

从这两个阶段看,无论是"统收统支、定额补助""全额管理、差额补助""全额管理、定向补助、预算包干"还是"分灶吃饭",基本上是以"统收统支"为特征,期间的财政卫生支农体制虽然经过多次调整和变革,但主要是在现有行政系统范围内权限职责的划分,没有跳出行政干预的框架。

(三)1994年财税改革后探讨新体制时期

1994年实行分税制后,中央和地方的事权重新进行了调整,卫生领域的职责分工更加明确。《中共中央、国务院关于卫生改革与发展的决定》(1997)明确规定卫生工作"实行分级负责、分级管理……各级地方政府对本地区卫生工作全面负责,将其作为领导干部任期目标责任制和政绩考核的重要内容"[1]。

---

[1]中共中央国务院关于卫生改革与发展的决定,1997.

　　此时,农村卫生服务体系的运转所需要的资金主要由地方政府承担,中央政府通过转移支付为农村地方病防治、传染病防疫和农村卫生3项建设提供资金补助。由于中央财政的支持较少,农村卫生体系建设严重受阻,不过这也是和国家当时的财政能力有关,因为在20世纪90年代中期,政府财政收入占GDP的比重只有10%(见表2.2),政府并不具备资助合作医疗的能力。

　　随着分税制的推进,中央政府财政收入迅速增加,2002年政府财政收入占GDP比重已经升到20%左右,财政能力的增强,使政府有了为农村合作医疗提供资助的能力。与此同时,基层政府财政状况每况愈下,在这种情况下,农村卫生机构要么经费减少,要么被迫推向市场,中央政府合作医疗政策的出现恰逢其时。2003年开始新农合迅速推广,2008年6月底已经实现全面覆盖(如图2.2),中央财政补助标准也逐步增加到每人每年80元,财政开始对需方进行补贴,尽管与对供给方的补贴相比还很低,但意味着财政试图改变传统的向供给方提供补贴的方式。

表2.2　财政收支占GDP比重(%)

| 年份 | 财政收入/GDP | 财政支出/GDP | 年份 | 财政收入/GDP | 财政支出/GDP |
|------|-------------|-------------|------|-------------|-------------|
| 1978 | 31.06 | 30.78 | 1994 | 10.83 | 12.02 |
| 1979 | 28.22 | 31.55 | 1995 | 10.27 | 11.22 |
| 1980 | 25.52 | 27.03 | 1996 | 10.41 | 11.15 |
| 1981 | 24.04 | 23.27 | 1997 | 10.95 | 11.69 |
| 1988 | 15.67 | 16.56 | 2004 | 16.51 | 17.82 |
| 1989 | 15.68 | 16.62 | 2005 | 17.27 | 18.52 |
| 1990 | 15.73 | 16.52 | 2006 | 18.29 | 19.07 |
| 1991 | 14.46 | 15.55 | 2007 | 19.95 | 19.35 |
| 1992 | 12.94 | 13.90 | 2008 | 20.40 | 20.82 |
| 1993 | 12.31 | 13.14 | 2009 | 20.12 | 22.41 |

从这个变迁过程来看,从集权的"统收统支"到分权的"分税制"的变化过程中,政府一直充当着制度供给者的角色,主导并调控改革的节拍和步骤。农村卫生保障制度变迁的速度和方向也深受政府意愿和能力的影响。在经过长期的实验和探索以后,发现在农村卫生保障中用市场化方式来减轻政府压力,按照"先易后难"的原则以最低成本推动农村医疗保障的努力并不适合,建立农村医疗保障体系还是需要政府主导,财政推动。

# 第二节 农村居民健康的影响因素实证分析

从农村卫生财政支持的演变来看,政府投入是影响农村医疗保障体系稳定发展的重要因素,没有政府强力推进的制度性诱导,新农合也不会这么快普及。

而正如前文所描述的那样,健康并不是由某个独立因素决定,收入水平、教育年限、饮食习惯和营养、居住条件、生活环境、生态环境、基因、婚姻状况、医疗条件和服务等都会对健康产生影响。问题是这些因素对健康的影响程度有多大?他们的变化如何影响个体健康水平?在这些因素里面卫生支出是否能提高居民的健康水平?本节就从 Grossman(1972)健康生产函数和基本观点出发,构建农村居民健康函数,讨论几个变量对农村居民健康的作用。

## 一、农村居民健康生产函数

Grossman 认为消费者购买医疗服务的目的,并不是医疗本身而是需要健康,医疗服务只是消费者用于生产健康的投入要素,健康需求是由生产健康的投资所产生的引致需求。消费者之所以需要健康,一方面是由于健康作为消费品可以进入消费者的效用函数,让消费者得到满足;另一方面健康作为投资品,可以决定消费者从事各种市场和非市场活动的时间[①]。

一个人拥有的健康资本的原始存量随时间递减,对健康进行投资能够增加健康存量,在其生命周期内合理地分配自己的资源可取得人生效用的最大化。为此,Grossman 建立了一个健康需求模型,其基本框架是消费者的效用函数:

$$U = U(H,Z) = U(\phi_0 H_0, \cdots, \phi_n H_n, Z_0, \cdots, Z_n) \qquad (2.1)$$

其中,$H$ 表示健康,$H_0$ 表示初始的健康存量,$H_i$ 表示第 $i$ 期的健康存量,$\phi_i$ 表示单位健康存量的服务流量,$h_i = \phi_i H_i$ 是健康服务的消费量,$Z_i$ 是其他商品的消费量,$n$ 表示生命长度。当 $H_i = H_{min}$ 时候,死亡发生。生命的长度取决于在限制条件下,追求效用最大化时所决定的 $H_i$。

健康资本的净投资等于健康投资减去健康折旧:

$$H_{i+1} - H_i = I_i - \delta_i H_i \qquad (2.2)$$

$I_i$ 表示健康投资,$\delta_i$ 表示健康资本的折旧率,其并不由消费者自己选择。消费者在第 $i+1$ 期的健康存量等于第 $i$ 期的健康投资加上本期的健康存量折旧后的余额。在效用函数里,消费者生产健康和其他商品以家庭生产函数表示:

$$I_i = I_i(M_i, TH_i, E_i) \qquad (2.3)$$

$$Z_i = Z_i(X_i, T_i, E_i) \qquad (2.4)$$

$M_i$ 表示医疗服务,用于生产健康所需的投入,$TH_i$ 和 $T_i$ 是时间投入,$E_i$ 是人力资本存量,$X_i$ 是生产 $Z_i$ 的要素投入。从中可以看出,消费者从市场购买医疗服务,加上用自己的时间来生产健康,人力资本存量影响消费者的生产的效率。因此,消费者在做投资决策时,受到收入和时间的限制:

$$\sum (P_i M_i + V_i X_i)/(1+r)^i = \sum (W_i TW_i)/(1+r)^i + A_0 \qquad (2.5)$$

---

①Michael Grossman. On the concept of health capital and the demand for health[J]. Journal of Political Economics,1972,80(2):223 - 255.

$$TW_i + TL_i + TH_i + T = \Omega \tag{2.6}$$

其中,$P_i$ 和 $V_i$ 是 $M_i$ 和 $X_i$ 的价格,$W_i$ 是工资率,$TW_i$ 是工作时间,$A_0$ 是非工资收入的贴现值,$r$ 是利率,$TL_i$ 是由于伤病无法从事市场或非市场活动所损失的时间,$\Omega$ 是任一时期时间存量。结合 (2.5)(2.6)我们可以得到:

$$\sum [ (P_iM_i + V_iX_i + W_i(TL_i + TH_i + T_i) ) ]/(1 + r)^i = \sum W_i\Omega/(1 + r)^i + A_0 = R \tag{2.7}$$

于是,在(2.2)~(2.7)的约束下,个人增加投资得到消费者效用函数均衡:

$$\gamma_i + \alpha_i = r - \pi_{i-1} + \delta_i \tag{2.8}$$

其中,$\gamma_i = W_iG_i/\pi_{i-1}$,表示单位健康投资的边际货币收益率,$G_i = \partial h_i/\partial H_i$,$G_i$ 表示健康资本存量生产健康时间的边际生产力,$\pi_{i-1} = \partial C_{i-1}/\partial I_{i-1}$ 是第 $i - 1$ 期的边际成本。$\alpha_i = [ (Uh_i/\lambda)(1 + r)^iG_i]/\pi_{i-1} = Uh_i(1 + r)^i/\lambda\pi_{i-1}$[①]是消费者的精神收益率,$\lambda$ 是财富的边际效用。

(2.8)就是 Grossman 健康需求的核心方程,表明个人的最优健康需求由健康的边际收益等于健康资本的边际成本时确定。

Grossman(1972)利用分析健康微观需求模型首次引入了健康生产函数的概念。健康是医疗保健、收入、教育、年龄、性别、种族、婚姻状况、环境还有诸如吸烟、饮食等个人行为的函数。Grossman 认为,随着年龄的增加,健康的折旧率也会增加,消费者的最佳健康需求会降低,对医疗的需求会提高;工资率的提高也会增加对医疗需求;医疗服务的价格的提高会降低医疗需求;在健康资本边际生产力递减的条件下,教育程度的提高使得投资于健康的边际成本降低,健康的需求会增加,但对医疗服务的需求则会降低。

---

①Michael Grossman. On the concept of health capital and the demand for health[J]. Journal of Political Economics,1972, 80(2): 223 –255.

根据 Grossman 模型,一个简化的健康生产函数可以表示为:

$$H = G(X) = G(X_1, X_2, \cdots, X_n) \qquad (2.9)$$

$X_i$ 表示影响健康因素向量,社会环境、遗传因素、物理环境、生活方式、收入、教育等都可以作为影响变量进入方程。

以 *Grossman* 模型为基础,完全可以构造农村宏观健康生产函数。如果把影响个人的向量转化成一组代表经济、社会生态环境、医疗、教育等变量,健康生产函数又可以表示为:

$$H = G(F, S, E, M, Z) = \Omega \Pi F^\alpha \Pi S^\beta \Pi E^\gamma \Pi M^\lambda \Pi Z^\mu \qquad (2.10)$$

其中,$F, S, E, M, Z$ 是分别代表经济、生态环境、教育、医疗和其他影响健康的因素,$\alpha, \beta, \gamma, \lambda, \mu$ 分别代表各组变量的弹性系数,$\Omega$ 是社会初始健康的估计值(Grossman,1972)。

在进行实证分析的时候,对这组变量的选取可以根据不同的国家和地区的情况来调整,以适应不同的国家的文化、社会和环境等因素。根据本书的研究,在进行经验分析时,可以选取农村居民人均 GDP、农民人均纯收入、财政支出占 GDP 的比重为经济变量,选取农村居民人均卫生支出、每千人拥有医生数、卫生院床位数等作为卫生变量,人均 $CO_2$ 排放量为环境因素变量。对(2.10)式进行变换,可以得到一个新的函数:

$$\ln H = \ln \Omega + \alpha \ln F + \beta \ln S + \gamma \ln E + \lambda \ln M + \mu \ln Z \qquad (2.11)$$

这个新函数可看作农村居民健康生产函数。其各个变量的选取,根据数据、目的、社会文化等因素自己选取。

## 二、变量选取与数据来源

(一)变量选取

利用上式对农村居民健康生产函数进行估计,对各个变量选取:

健康变量的选取。在经验研究中,一般用人口死亡率、平均期望寿命、婴儿死亡率、5 岁以下儿童死亡率、孕产妇死亡率、伤残调整期望寿命等一系列的指标。本书研究所选用的是死亡率指标来度量健康。原因在于,平均期望寿命这个指标在一些国家的数据不可靠,婴儿死亡率、孕产妇死亡率不能全面地反映治疗状况和健康状况,而伤残调整期望寿命虽然考虑因素比较全,但是数据获得困难。并且,在进行数据收集整理的时候,发现专门统计农村居民死亡率的数据很少,只能用全国的死亡率来代替,而且以往的研究也发现,死亡率在贫困地区似乎更高一些。

经济变量人均 GDP 和人均纯收入的选取。收入的增加,使人们能获得高质量的物品和服务,改善居住条件、卫生条件,从而为健康创造一个良好的生存环境,获得更佳的健康效果。如 Kakwani(1993)利用面板数据计算出死亡率相对于人均产出变化弹性范围在 $-0.5 \sim 0.6$ 之间。但是,在选择这一指标的时候,没办法用农村人均居民 GDP 来做,原因在于:其一,现在国内还没有对农村的 GDP 进行核算数据,有一些人尽管做了些探索,但是没有取得统一的意见;其二,这里所讲的农村地区和一般意义上的农村是不一样的,这里是以县及县以下地区为农村地区的概念,一般意义的农村则是按城乡户籍制度来划分,所以统计我们所说的农村地区的 GDP 会很困难。我们选取全国人均的 GDP 作解释变量,有可能存在高估。人均纯收入选取的是农村居民人均纯收入。

其他的经济变量:财政卫生支出和人均纯收入。财政卫生支出主要是要提供健康公共品、消除不平等、弥补市场失灵的缺陷。高水平的卫生支出能够改善医疗条件,提高服务水平,但是财政卫生支出也会带来一定的副作用,政府获得卫生费用的前提是税收。在这里我们选取财政卫生支出占 GDP 的比重。

教育变量选取初中升学率。Grossman 早在 1972 年就论证了教育对健康的影响。中国以前的教育水平比较低,特别是在广大的农村地区,普及九年义务教育后,农村居民文化程度有了很大提高,尽管和城市相比还有差距,但取得的成绩也是举世瞩目的。

卫生变量的选取。卫生变量的选取有两个方法:一是用投入的实物如医生数量、病床数、医疗机构数量等;二是用投入的金额,如卫生总投入、防疫卫生投入、人均卫生支出等。出于对数据的可获得性难易程度的考虑,笔者这里选用农村人均卫生支出。

生活变量在这里选取农村居民人均住房面积。影响健康的生活变量很多,例如生活习惯、吸烟等。在这里我选取人均住房面积。因为衣食住行为人们提供了一个基本的生存环境,良好的卫生条件和足够的卫生面积能使人有更好的卫生状况。

环境变量采用人均 $CO_2$ 排放量。环境的改变对人类的生存会带来很多的影响,如 $CO_2$ 排放的温室效应导致的气候改变、海平面上升等一系列后果。我国正处在快速工业化时代,环境污染更快,但是由于对环境恶化所带来的变化认识不够,对有关的研究很少,而且也缺乏统一的数据。为了便于分析,各个变量表示如表2.3 所示:

表2.3　变量符号表

| 变量 | | 符号 | 变量 | | 符号 |
|---|---|---|---|---|---|
| 健康变量 | 死亡率 | $H$ | 卫生变量 | 人均卫生支出(元) | $X_4$ |
| 经济变量 | 人均 GDP(元) | $X_1$ | 教育变量 | 初中升学率 | $X_5$ |
| | 人均纯收入(元) | $X_2$ | 生活变量 | 人均居住面积(米$^2$) | $X_6$ |
| | 卫生财政支出/GDP(%) | $X_3$ | 环境变量 | 人均 $CO_2$ 排放量(吨) | $X_7$ |

(二)数据来源与处理

经验分析中的数据主要来源于:死亡率和人均卫生支出的数据来源于《中国卫生统计年鉴2009》。由于1978～1989年的卫生费用没有划分城市和农村,因此对这期间的农村人均卫生费用,依据杜乐勋《中国农村贫困地区卫生总费用时间序列系统分析》①估算的贫困地区数据进行了调整,并且根据农村人均卫生费用与全国人均卫生费用的比例关系,进行了估算,对2008年的人均卫生费用利用灰色理论的G(1,1)模型,进行了预测。

经济变量中人均GDP、人均纯收入、人均居住面积、初中升学率的数据来自于《中国统计年鉴》《中国人口统计年鉴》等;卫生财政支出占GDP比重来自于《中国财政年鉴》《中国卫生统计年鉴》等。

环境变量人均$CO_2$排放量来自于美国田纳西州橡树岭国家实验室②二氧化碳信息分析中心。

样本范围为1978~2008年,为了消除价格的影响,人均GDP用1978年的GDP平均指数做了调整,所用数据是以1978年为100的不变价格,为了消除异方差对死亡率、人均GDP等变量的影响分别取自然对数,取自然对数后各变量分别为:$\ln H$,$\ln X_1$,$\ln X_2$,$\cdots$,$\ln X_7$,变化趋势如图2.3所示。

从图2.3可以看出变量具有相同的增长变化趋势,方向比较一致,且均表现出非平稳的特征,其中人均GDP明显增加最快,人

---

①杜乐勋,马进.中国农村贫困地区卫生总费用时间序列系统分析[J].中国卫生资源,1999(1).

②橡树岭国家实验室(Oak Ridge National Laboratory,简称ORNL)是美国能源部所属最大的科学和能源研究实验室。作为美国曼哈顿秘密计划的一部分,其任务首先是生产和分离钚。橡树岭国家实验室于1943年成立,原称克林顿实验室,2000年4月以后由田纳西大学和Battelle纪念研究所合伙管理。20世纪50年代到60年代期间,橡树岭国家实验室是从事核能和物理及生命科学相关研究的国际中心。70年代成立了能源部后,橡树岭国家实验室的研究计划扩展到能源产生、传输和保存领域。到21世纪初,该实验室用和平时期同样重要但与曼哈顿计划时期不同的任务支持着美国。橡树岭国家实验室的任务是开展基础和应用的研究与开发,提供科学知识和技术上解决复杂问题的创新方法,稳固美国在主要科学领域里的领先地位;提高洁净大量能源的利用率;恢复和保护环境以及为国家安全做贡献(http://www.ornl.gov/)。

均纯收入和人均卫生支出增长得很快,三者的曲线变化相似;死亡率的增长率虽然也呈上升趋势,但是变化不大,卫生财政支出占GDP 的比重并没有随着经济的增长提高,作为环境变量的人均$CO_2$ 排放量和教育变量的初中生升学率也都在显著提高,但是与经济发展水平的增速相比明显滞后。这也反映出,在中国经济高速增长的过程中,一些领域的指标发展并未与经济指标相匹配,在总量急剧扩张的同时,内部结构性矛盾比较突出。

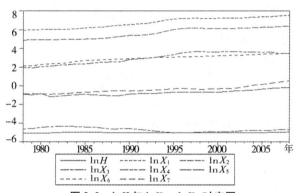

**图 2.3　$\ln H$ 与 $\ln X_1 \sim \ln X_7$ 时序图**

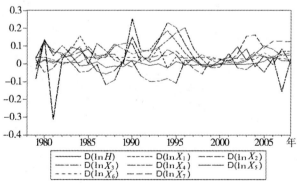

**图 2.4　$D(\ln H)$ 与 $D(\ln X_1) \sim D(\ln X_7)$ 时序图**

如图 2.4 所示,对各变量分别进行一次差分,差分后的变量的时间序列变得较为平稳。在进行实证分析时,先对各个变量与死亡率的关系进行分析,进而综合各因素对健康效果进行分析。

### 三、农村居民健康生产函数的单因素分析

(一)序列平稳性检验

用 Eviews6.0 软件对各个数据序列进行平稳性检验,结果(表2.4)表明:

表2.4　变量平稳性检验

| 变量 | 检验类型 | ADF 统计量 | 5%临界值 | 1%临界值 | 结论 | DW 值 |
|---|---|---|---|---|---|---|
| $\ln H$ | (c,0,7) | $-1.2088$ | $-2.964$ | $-3.6702$ | 非平稳 | 1.97 |
| $\Delta\ln H$ | (c,0,7) | $-3.9484$ | $-2.9678$ | $-3.6793$ | 平稳 | 1.92 |
| $\ln X_1$ | (c,0,7) | $-0.6086$ | $-2.9719$ | $-3.6892$ | 非平稳 | 1.83 |
| $\Delta\ln X_1$ | (c,0,7) | $-2.9085$ | $-2.9718$ | $-2.6251^*$ | 平稳* | 1.83 |
| $\Delta^2\ln X_1$ | (c,0,7) | $-3.4459$ | $-2.9862$ | $-3.7241$ | 平稳 | 1.97 |
| $\ln X_2$ | (c,0,7) | $-0.4013$ | $-2.9718$ | $-3.6892$ | 非平稳 | 1.73 |
| $\Delta\ln X_2$ | (c,0,7) | $-3.3963$ | $-2.9719$ | $-3.6892$ | 平稳 | 1.74 |
| $\ln X_3$ | (c,0,7) | $-1.4437$ | $-2.9678$ | $-3.6793$ | 非平稳 | 2.06 |
| $\Delta\ln X_3$ | (c,0,7) | $-2.9329$ | $-2.9678$ | $-2.6230^*$ | 平稳* | 1.98 |
| $\Delta^2\ln X_3$ | (c,0,7) | $-7.405$ | $-2.9719$ | $-3.6892$ | 平稳 | 1.97 |
| $\ln X_4$ | (c,0,7) | $-1.9221$ | $-2.964$ | $-3.6718$ | 非平稳 | 1.52 |
| $\Delta\ln X_4$ | (c,0,7) | $-3.9639$ | $-2.9678$ | $-3.6793$ | 平稳 | 1.98 |
| $\ln X_5$ | (c,0,7) | $0.5397$ | $-2.964$ | $-3.6702$ | 非平稳 | 2.27 |
| $\Delta\ln X_5$ | (c,0,7) | $-6.0011$ | $-2.9678$ | $-3.6793$ | 平稳 | 1.82 |
| $\ln X_6$ | (c,0,7) | $-3.7823$ | $-2.9678$ | $-3.6793$ | 平稳 | 1.90 |
| $\Delta\ln X_6$ | (c,0,7) | $-4.0406$ | $-2.9678$ | $-3.6793$ | 平稳 | 1.85 |
| $\ln X_7$ | (c,0,7) | $1.1811$ | $-2.9678$ | $-3.6793$ | 非平稳 | 1.62 |
| $\Delta\ln X_7$ | (c,0,7) | $-2.0458$ | $-2.9678$ | $-3.6793$ | 非平稳 | 1.69 |
| $\Delta^2\ln X_7$ | (c,0,7) | $-5.6455$ | $-2.9763$ | $-3.7$ | 平稳 | 1.94 |

注:$\Delta$ 表示一阶差分,检验类型(c,t,k)分别表示单位根检验方程常数项、时间趋势项和最大滞后项,c(或 t)=0 表示不包括常数项或趋势项,加入滞后项是为了使残差项为白噪声,* 表示是 10%的水平。

在 5% 和 1% 的显著水平上,各个变量的对数序列接受了是非平稳过程的假设( $\ln X_6$ 则拒绝了非平稳性的假设,表现为带有截距项的平稳过程); $\ln H$ 和 $\ln X_2 \sim \ln X_6$ 的一阶差分序列则拒绝了是非平稳序列的假设, $\ln H$ 和 $\ln X_2 \sim \ln X_6$ 时间序列均服从 I(1) 过程; $\ln X_1$ 和 $\ln X_7$ 一阶差分序列,接受了非平稳的原假设,表现为非平稳性序列,但是 $\ln X_1$ 在 10% 的显著水平上拒绝了非平稳的假设,表现为 I(1) 过程; $\ln X_1$ 和 $\ln X_7$ 一阶差分序列,在 5% 和 1% 的显著水平上,均拒绝了非平稳的假设,表明 $\ln X_1$ 和 $\ln X_7$ 是 I(2) 过程。

(二)基于 VAR 模型的各变量与健康分析

1980 年西姆斯(Sims)将 VAR 模型引入到经济学中,它利用模型中所有当期变量对所有变量的若干滞后变量进行回归,预测相互联系的时间序列系统及分析随机扰动对变量系统的动态冲击,从而解释各种经济冲击对经济变量形成的影响。VAR 一般的表达式为:

$$y_t = \Phi_1 y_{t-1} + \cdots + \Phi_p y_{t-p} + H x_t + \varepsilon_t \quad t = 1, 2, \cdots, T \qquad (2.12)$$

其中: $y_t$ 是 $k$ 维内生变量列向量, $x_t$ 是 $d$ 维外生变量列向量, $p$ 是滞后阶数, $T$ 是样本个数。 $k \times k$ 维矩阵 $\Phi_i$ 和 $k \times d$ 维矩阵 $H$ 是待估计的系数矩阵, $\varepsilon_t$ 是 $k$ 维扰动列向量,他们之间可以同期相关,但不与自己的滞后值相关并且不与等式右边的变量相关[1]。

建立一个 VAR 模型,首先应该确定恰当的滞后期,若滞后期太小,误差项有时会存在严重自相关,导致参数的非一致性估计,过大的话也会导致自由度减小,直接影响估计模型的参数有效性。实践中常用似然比统计量(LR)、赤池信息准则(AIC)和施瓦茨(SC)准则来确定滞后期。如果 VAR 全部单位根都在单位圆内,VAR 是稳定的,可以做脉冲函数和方差分解,如果 VAR 有单位根在单位圆外,VAR 就是不稳定。此时可用 Johansen 检验判定,非

平稳 VAR 的变量之间是否存在协整关系,在此基础上可以建立向量误差修正(VEC)模型:

$$\Delta y_t = \alpha\beta'y_{t-1} + \sum_{i=1}^{p-1}\Gamma_i\Delta y_{t-i} + Hx_t + \varepsilon_t \qquad (2.13)$$

其中 $\beta'y_{t-1}$ 是 $I(0)$ 向量,$\Gamma_i = -\sum_{i+1}^{p}\Phi_j$,如果不包含外生变量,则上式可表示为:$\Delta y_t = \alpha\beta'y_{t-1} + \sum_{i=1}^{p-1}\Gamma_i\Delta y_{t-i} + \varepsilon_t$,式子中的每一个误差项均具有平稳性,$\beta'y_{t-1}$ 为误差修正项,反映变量之间的长期均衡关系,系数矩阵 $\alpha$ 反映变量之间偏离长期均衡状态时,将其调整到均衡状态的调整速度,所有作为解释变量的差分项的系数反映了各变量的短期波动对作为被解释变量的短期变化的影响[1]。

通过对这 7 个 VAR(表 2.5)的残差序列的单位根检验,发现除了第五个 VAR 以外,均为平稳序列,第 5 个 VAR 是一个非平稳的三阶的 VAR。从 Johansen 检验的(表 2.6)结果看:迹统计量和最大特征根均表明在 0.05 的显著水平下,$\ln H$ 和 $\ln X_5$ 之间有一个协整关系,标准化协整向量为 $\beta = (1 \ -1.55 \ 0.05)'$,调整系数向量为 $\alpha = (-0.02 \ 0.52)'$,从而得到长期均衡方程:

$$\ln H = \underset{(-9.18)}{1.55}\ln X_5 - \underset{(10.13)}{0.05}@TREND(1978) - 3.05 \qquad (2.14)$$

各个变量系数均通过了显著性检验,说明教育水平对健康有显著影响。但是值得注意的是,从长期来看,死亡率对教育的弹性是 1.55,也就是说教育水平提高 1%,死亡率会提高 1.55%,这和一般的结论是相反的,大多数结论认为教育能够降低死亡率,这和王俊在"滞后 1 期的情况下,死亡率与教育水平的弹性是 0.195,当期和滞后 2 期的弹性分别为 -0.54 和 -0.617,总体改善健康

---

[1]高铁梅.计量经济分析方法与建模[M].北京:清华大学出版社,2009:295.

效应为正"①的结论相反。也就是教育对健康的改善无效,这可能由于一方面一切以考分为纲的评价选人体系,使得中国学校教育的升学压力大,一定的程度上减少了对健康的需求,一些学生用不良生活习惯如抽烟、酗酒来缓解压力;另一方面由于我国学校教育忽视对学生进行健康教育,加上生活条件的改善,营养摄入过剩,又缺乏锻炼,体质下降。但是这确实是一个谜,真正的原因还需要探讨。

表 2.5　各变量与健康的 VAR 模型估计

| VAR | 1 | 2 | 3 | 4 | 5 | 6 | 7 |
|---|---|---|---|---|---|---|---|
| $\ln H$ | $\ln X_1$ | $\ln X_2$ | $\ln X_3$ | $\ln X_4$ | $\ln X_5$ | $\ln X_6$ | $D\ln X_7$ |
| $\ln H(-1)$ | 1.15 (5.86) | 1.07 (4.83) | 0.99 (5.03) | 1.15 (6.50) | 1.10 (4.80) | 1.10 (5.66) | 0.78 (6.50) |
| $\ln H(-2)$ | −0.43 (−2.02) | −0.10 (−0.31) | −0.23 (−1.04) | −0.41 (−2.31) | −0.09 (−0.28) | −0.25 (−0.88) | |
| $\ln H(-3)$ | | −0.33 (−1.42) | | | −0.23 (−1.07) | −0.22 (−1.12) | |
| $\ln X_i(-1)$ | 0.02 (0.32) | 0.09 (1.00) | 0.08 (1.28) | −0.08 (2.08) | −0.03 (−0.82) | −0.05 (−0.44) | 0.08 (1.38) |
| $\ln X_i(-2)$ | −0.03 (−0.34) | −0.14 (−0.92) | −0.06 (−0.93) | 0.07 (2.00) | 0.002 (−0.03) | 0.31 (2.24) | |
| $\ln X_i(-3)$ | | 0.05 (0.66) | | | 0.05 (1.14) | −0.26 (−2.52) | |
| C | −1.38 (−2.13) | −1.81 (−2.25) | −1.09 (−1.54) | −1.30 (−2.31) | −1.15 (−1.43) | −1.93 (−2.86) | −1.11 (−1.84) |
| $Adj - R^2$ | 0.65 | 0.63 | 0.69 | 0.71 | 0.67 | 0.70 | 0.64 |

注:括号里面的数字是相应的 T 统计量数值。

----

① 王俊. 政府卫生支出有效机制的研究[M]. 北京:中国财政经济出版社,2007:130.

表 2.6　VAR5 的 Johansen 检验结果

| 原假设(协整向量个数) | 特征根 | 迹统计量(p 值) | 最大值统计量(p 值) |
|---|---|---|---|
| 0 个* | 0.83 | 55.72(0.00)* | 50.41(0.00)* |
| 至少 1 个 | 0.17 | 5.30(0.55) | 5.30(0.55) |

注:* 表示在 5% 的显著水平下拒绝原假设。

从这几个 VAR 的来看,死亡率对人均 GDP 的弹性,滞后 1 期为 0.02,滞后 2 期为 -0.03;人均纯收入对死亡率的弹性,滞后 1 期为 0.09,滞后 2 期为 -0.14,滞后 3 期为 0.05;卫生财政支出占 GDP 比重对死亡率的弹性,滞后 1 期为 0.08,滞后 2 期为 -0.06;人均卫生支出对死亡率的弹性,滞后 1 期为 -0.08,滞后 2 期为 0.07;人均居住面积对死亡率的弹性,滞后 1 期为 -0.05,滞后 2 期为 0.31,滞后 3 期为 -0.26;人均 $CO_2$ 排放量增长率对死亡率弹性,滞后 1 期为 0.08。

简单对比来看,人均卫生支出增加和农村居民居住面积的提高能够降低死亡率,而环境污染的加剧即 $CO_2$ 的排放量提高将会增加死亡率,这与实际情况相符合;人均 GDP 的增长、人均纯收入的增加和财政卫生支出占 GDP 比重的提高对健康的改善的正效应需要滞后 2 期才能体现出来。这与人均 GDP 采用的是全国的数据,而不是农村人均 GDP 有关,因为从实际上来看经济发展的成果分配是农村低于城市的;也与农民收入增长缓慢,没有医疗保障,面对医疗费用、教育费用等居高不下,财政支出的时滞效应有关。在滞后 1 期的时候,人均 GDP 的增长、人均纯收入的增加和财政卫生支出占 GDP 比重的提高对健康的改善是负效应。这表明,在经济增长、生活水平的改善和收入增长的同时,伴随着社会节奏加快和生活压力增大,一些不健康和不正常的生活习惯和饮食习惯将会导致健康状况的下降。据统计,农村居民因心脑血管疾病和恶性肿瘤而死亡的比重,分别从 1990 年的16.16% 和 17.47%增加到2008 年的21.73%和25.39%[①]。

（三）各变量对健康的动态影响

其实,对 VAR 的单个参数进行解释是很困难的,我们更主要的是关注各个变量对健康的动态影响,对一个平稳的 VAR,可以通过脉冲响应函数来了解在误差项上施加一个标准差的冲击时,对内生变量当期和未来值所带来的影响。

利用 Eviews6.0 软件,在前面的 VAR 基础上,我们可以得到当对人均 GDP、人均卫生支出等变量施加一个标准差冲击以后,对健康改善的影响(如图 2.5)。

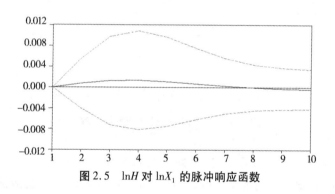

图2.5　$\ln H$ 对 $\ln X_1$ 的脉冲响应函数

从图 2.5 可以看出,当本期对 $\ln X_1$ 施加一个正的冲击以后, $\ln H$ 一直到第 7 期都是正的,也就是人均 GDP 的增长会造成死亡率的上升,在第四期达到最高的 0.001,时滞比较长,第 8 期负效应消失,开始产生正效应,对健康的改善滞后 8 期。这和王俊得到

①中华人民共和国卫生部.中国卫生统计年鉴 2009.北京:中国协和医科大学出版社, 2009.

的结论"中国产出对健康状况的影响时滞达到 6~9 年"[1]类似,从这里可以说明,当年的产出对健康的相应设施、卫生的投入不足或效率过低。这与 Wilkinson(1992)和 Fuchs(1994)所得到人均产出对整个社会群体的健康状况一般具有正的效应相反,非常令人惊讶。这或许是因为改革开放以后,在低工资的水平下,人们为了追求更多的经济利益,大量增大劳动时间所带来对健康的负效应,以及随着社会压力的增大,伴随着精神紧张等出现的不良生活习惯剧增导致的。

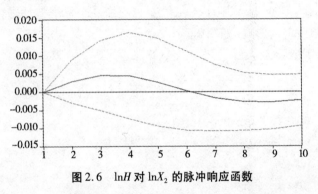

图 2.6   ln$H$ 对 ln$X_2$ 的脉冲响应函数

从图 2.6 可以看出,当本期对 ln$X_2$ 施加一个正的冲击以后,ln$H$ 一直到第 5 期都是正的,也就是人均纯收入的增长会造成死亡率的上升,在第四期达到最高的 0.004,时滞比较长,第 6 期负效应消失,开始产生正效应,对健康的改善滞后 6 期。这也和我们的设想相反,但是想到中国人在改革开放以前的收入不高,其所取得的健康成就也不难想到,收入并不与健康成正比。这也与改革开放以后,农民所处于的不利地位有关,农业机械化程度的提高解放了更多的劳动力,但是用工户籍等不合理的制度阻碍了劳动力

①王俊. 政府卫生支出有效机制的研究[M].北京:中国财政经济出版社,2007:130.

的转移,农民收入增长缓慢,致使出现了"三农"问题,并且农民长期游离于医疗保障制度之外,与城市相比压力并不小,困难更多,有限的收入限制了农民对健康的投入。

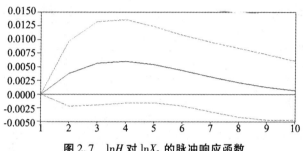

**图2.7　$\ln H$ 对 $\ln X_3$ 的脉冲响应函数**

从图 2.7 可以看出,当本期对 $\ln X_3$ 施加一个正的冲击以后,$\ln H$ 一直到第 10 期都是正的,也就是卫生财政支出增长会造成死亡率的上升,在第 5 期达到最高的 0.055,时滞比较长,到 10 期以后趋向于 0。很长时期以来,政府对医疗卫生投入的绝大部分在城市而忽视农村的需求与供给,造成一方面城市里过度供给,资源的浪费,一方面农村由于供给不足,政府提供的有助于改善整体健康水平的服务减少,个人引致需求也相应地减少。

从图 2.8 可以看出,当本期对 $\ln X_4$ 施加一个正的冲击以后,$\ln H$ 一直到第 9 期都是负的,也就是人均卫生支出增长会造成死亡率的下降,在第 4 期达到最高的 0.008,时滞达到 9 期,这说明增加农村居民人均卫生支出可以有效地改善健康。现在的情况是在卫生支出的结构中,政府支出的比例很低,农民个人现金支出比重 2004 年达到最高 69.05%[①],所以结合图 2.9 可以看出,调整卫

①张振忠.中国卫生费用核算研究报告[M].北京:人民卫生出版社,2009:52.

生支出结构,提高支出效率,势在必行。政府卫生支出增加会提高死亡率,主要是政府卫生支出的效率不高,并且个人支付比例过高也会限制居民的其他消费,影响宏观经济。

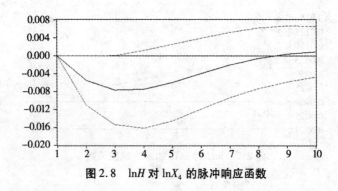

图 2.8    $\ln H$ 对 $\ln X_4$ 的脉冲响应函数

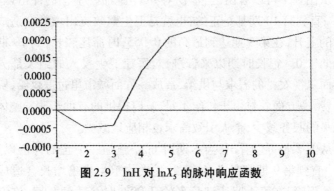

图 2.9    $\ln H$ 对 $\ln X_5$ 的脉冲响应函数

从图 2.9 可以看出,当本期对 $\ln X_5$ 施加一个正的冲击以后, $\ln H$ 在第 1 期到第 3 期都是负的,也就是初中升学率增长会造成死亡率的下降,在第 2 期达到最高的 0.005,时滞达到 3 期,从第四期开始转为负效应。这也表明,升学率的提高对健康改善的持续效应不长。这与我国面临巨大的升学压力有关,特别是对农村学生而言,他们获得高等教育的机会远远低于城市学生,所以为了考上好学校更努力刻苦而过度学习,这对健康改善有一定的副作用。

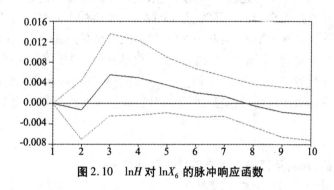

**图 2.10 $\ln H$ 对 $\ln X_6$ 的脉冲响应函数**

从图 2.10 可以看出,当本期对 $\ln X_6$ 施加一个正的冲击以后,$\ln H$ 在第 1 期到第 2 期都是负的,也就是人均居住面积的增长会造成死亡率的下降,在第 2 期达到最高的 0.001,从第 3 期开始转为负效应。这说明生活水平提高有助于健康的改善,但持续期不常,可能与农民以后面临收入增长缓慢,缺乏医疗保障有关。

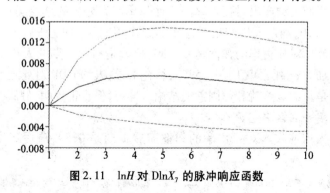

**图 2.11 $\ln H$ 对 $D\ln X_7$ 的脉冲响应函数**

从图 2.11 可以看出,当本期对 $\text{Dln}X_7$ 施加一个正的冲击以后,$\ln H$ 一直到第 10 期都是正的,也就是人均 $CO_2$ 排放量增长会造成死亡率的上升,在第 4 期达到最高的 0.05,时滞比较长,到 10 期以后趋向于 0 的趋势不明显。这表明环境的变化对健康改善的影响是长期和负面的。作为引起全球气候变暖的主要温室气体的 $CO_2$ 排放量逐年增加,引起了人们的担忧,特别是发展中国家的碳排放增加更快,中国 2005 年的碳排放已经达到了 15.14 亿吨[①],已经成为世界第二排放大国,而且中国很多产业与碳排放关系紧密,所以中国减少碳排放的压力更大,但其对健康的改善效果也会更明显。

**四、农村居民健康生产函数的全因素分析**

健康并不是由单一因素决定的,每一个单个因素的解释都有其缺陷,只有把全因素考虑进去才更有解释力。以下讨论用有限分布滞后模型对农村健康生产函数中各个因素与健康改善的关系进行分析。利用 Eviews6.0 对各个变量与健康进行回归,得到(表2.7)经济变量、社会变量、生活变量和环境变量对健康改善的影响的参数估计。

当期人均产出对死亡率的弹性与单因素分析的结论类似,弹性为 0.50,当期人均产出对健康的副作用明显,但是滞后 1 期的人均产出对死亡率的弹性是 – 1.59,也就是滞后 1 期的人均 GDP 每增加 1%,死亡率下降 1.59%,综合来看,人均 GDP 对死亡率的效应是正的。这就和单因素的结论有冲突,但也正说明,健康并不是由单一因素决定。

人均纯收入对死亡率的弹性滞后 1 期是 0.89,滞后 3 期是

--------

①数据来自美国田纳西州橡树岭国家实验室二氧化碳信息分析中心。另按世界银行的
   统计,中国碳排放 2005 年达到了 55.48 亿吨。

－0.22。这也与单因素发现的结论相似,即人均纯收入对死亡率是负效应。

表2.7　全因素农村居民健康生产函数参数估计

| 变量 | 估计弹性 | T统计量 | 概率 |
|---|---|---|---|
| $\ln X_1$ | 0.5047 | 4.8043 | 0.0002 |
| $\ln X_1(-1)$ | －1.5913 | －7.7522 | 0.0000 |
| $\ln X_2(-1)$ | 0.8968 | 6.7673 | 0.0000 |
| $\ln X_2(-3)$ | －0.2214 | －5.1728 | 0.0001 |
| $\ln X_3(-3)$ | 0.3069 | 4.2712 | 0.0007 |
| $\ln X_4(-2)$ | 0.2737 | 6.0054 | 0.0000 |
| $\ln X_5$ | 0.2741 | 5.1864 | 0.0001 |
| $\ln X_5(-2)$ | 0.1264 | 2.6867 | 0.0169 |
| $\ln X_6$ | －0.4459 | －3.7769 | 0.0018 |
| $\ln X_6(-1)$ | －0.3889 | －3.1362 | 0.0068 |
| $\ln X_6(-2)$ | 0.6825 | 6.1966 | 0.0000 |
| $\ln X_7$ | －0.2499 | －4.3352 | 0.0006 |
| $\ln X_7(-2)$ | 0.3506 | 8.1367 | 0.0000 |

| OLS检验 | | | |
|---|---|---|---|
| $R^2$ | 0.8983 | Mean dependent var | －5.0179 |
| Adjusted R－squared | 0.8170 | S. D. dependent var | 0.0275 |
| S. E. of regression | 0.0117 | Akaike info criterion | －5.7457 |
| Sum squared resid | 0.0021 | Schwarz criterion | －5.1272 |
| Log likelihood | 93.439 | Hannan－Quinn criter | －5.5566 |
| Durbin－Watson stat | 2.9059 | | |

人均纯收入带来的健康改善的正效应小于增加收入所带来的负效应。尽管改革开放是从农村开始的,但是当进入到以城市为主的改革路径以后,农村居民享受的改革成果越来越少,农民收入增长缓慢,城乡收入差距越拉越大,在经济发展成果分配中的不利地位和一些对农民的歧视政策也限制了农民对健康的投入,而生活本身所带来的社会压力对农村居民健康也带来负效用。

卫生财政支出占 GDP 比重对死亡率滞后 2 期弹性是 0.31,这与单因素的分析结论类似。中国卫生财政支出占 GDP 的比重长期偏低,表明政府在履行政府职责时缺位,政府卫生投入过少,不能提供基本的医疗设施和医疗服务,特别是在我国存在绝大部分的医疗设施和医疗人员都集中的城市,农村医疗设施严重不足的情况,影响了农村健康的改善。

人均卫生支出对死亡率滞后 2 期的弹性是 0.27,这与单因素的当期结论有冲突,但是也说明中国医疗体制效率低。因此,王俊就得出了"医生数量的增加导致了健康的恶化"[1]的结论。而在人均卫生支出的结构中,个人负担比重过高政府对农村卫生支持不够的现实不利于人均卫生投入的提高和健康的改善。

初中升学率对死亡率的弹性当期是 0.27,滞后 2 期是 −0.13。这表明中国教育面临的压力特别是升学压力过大,在一定程度上减少了学生的健康需求,而在学校的教育课程设置上,对健康的教育较少,人们不懂得如何保护自己的健康,客观上造成了这样的局面。

农村生活水平的提高对健康状况的改善是正效应。人均居住面积对死亡率的弹性当期是 −0.45,滞后 1 期是 −0.39,滞后 2 期是 0.68。说明改革开放以后,农村生活条件特别是居住条件的改善有利于人民的健康,尽管政府在农村的卫生投入不多,但是农民

①王俊.政府卫生支出有效机制的研究[M].北京:中国财政经济出版社,2007:131.

依靠自身的力量保护了自己的健康。

人均 $CO_2$ 排放量对死亡率的弹性当期是 $-0.25$，也就说 $CO_2$ 排放量的增加降低了当期的死亡率，这或是因为 $CO_2$ 排放能带来更多的收入，能够抵消当期环境所带来的负效应，但是其严重后果并不在当期发生效应，在滞后 2 期时环境恶化的效应才真正体现出来，弹性上升为 0.35。因此，不能只顾眼前利益而应该降低 $CO_2$ 的排放量，以改善健康。

$R^2$ 达到了 0.898，表明构造的农村健康生产函数对于改革开放以后农村社会健康状况的解释能力比较强，高于单因素作为解释变量的解释力。有些变量与预想有些出入甚至是相反，说明还有一些因素没有进入模型，从而影响了解释力。并且有些数据没有农村的专门数据，而是用全国的数据替代。这对我们的模型解释力也产生了影响，这也表明健康确实是一个受综合因素影响的结果，需要更多的数据来验证。

# 第三节　农村卫生财政投入规模的测算

增加卫生投入是政府的职责，但是仅靠政府的力量还不能满足人们对健康的需求，需要政府、个人和社会三者共同努力。三者在卫生筹资中的比例体现了筹资的公平性。我国农村现在筹资结构如何，公共财政资金负担比例是否合理，是我们进行绩效评价的基础。本节就从现有的农村卫生费用总量和结构出发，探讨政府在筹资中的合理比例，并测算调整支出比例后的政府负担可行性。

## 一、农村卫生财政投入评价

改革开放以来，全国农村卫生投入总量增长迅速，从 1990 年的351.39亿元增加到2007年的2534.95亿元,年均增长11.3%①,农村人均卫生投入由1990年的38.8元增长到2007年的348.45元,年均增长13%。投入的增加使农村的医疗设施条件改善和医疗服务水平有了很大的提高。但是,农村卫生投入规模与占人口大多数的农民的医疗需求相比很不适应,农村卫生资源总体水平低于全国,落后于城市,城乡差距并没有明显缩小,其表现在:

(一)农村卫生投入占全国卫生投入的比重持续下降

从图2.12可以看出,1990~2001年,农村卫生投入占全国卫生的比重基本维持在45%左右,波动幅度不大,从2002年以后,农村卫生投入所占的比重一路下滑,虽然2007农村卫生投入总量达到了2534.95亿元,但是比重却降到22%。根据数据计算农村人均卫生费用占城市人均卫生费用的比重也由1997年最高的33%降到了2007年的23%左右。

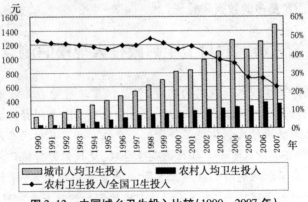

图2.12 中国城乡卫生投入比较(1990~2007年)

资料来源 中华人民共和国卫生部.中国卫生统计年鉴2009[M].北京:中国协和医科大学出版社,2009.

---

①如果按照估算的1978年农村卫生投入54.1亿元计算,到2007年平均增长率达到14%。

（二）城乡相比差距较大

从投入总量来看，1990 年城市是 396 亿元，农村是 351.39 亿元，城乡比是 1.23∶1，而到了 2007 年城市是 8754.53 亿元，农村是 2534.95 亿元，城乡比扩大到 3.45∶1；从人均卫生投入来看，1990 年城市投入 158.8 元，农村投入 38.8 元，城市是农村的 4.09 倍，1993～2002 年的倍数有所降低，平均在 3.5 倍以上，2003 年以后，随着新农合的推行，农村卫生人均投入有所上升，但是与城市的差距却进一步扩大，城乡人均卫生投入比达到了 4.25∶1。

出现这种状况主要在于政府卫生投入政策的偏差所致，政府卫生投入的大部分投向了城市，长期以来把农村居民排除在医疗保障体系之外，而农村在改革开放利益分享中的不利地位，使得农村居民收入增加缓慢，农民没有更多资金投入到医疗卫生领域，有病不敢医，影响了农村居民健康。因此需要增加农村卫生投入，以提高农民健康水平。

（三）政府农村卫生投入比重低

农村卫生投入从来源角度来看，有政府、社会、个人 3 部分，三者的比例关系体现了筹资的公平性。从 1998～2007 年的数据可以得出政府农村卫生投入比重过低的基本结论，具体如表 2.8 所示。

政府卫生投入由 1998 年的 349.64 亿元增长为 2007 年的 563.14 亿元，占农村卫生筹资结构的比重由 2005 年的 16.95% 提高到 2007 年的 22.21%；同期，农村居民个人现金投入由 1180.24 亿元增加到 1529.5 亿元，占农村卫生投入比重一直保持在 66% 以上，2004 年达到了最高点 69.05%，2007 年由于新农合制度的完善和控制农村医疗费用增长措施显现效果，个人现金投入比重降到了 60.34%。

过高的个人支出比例和过低的政府投入，影响了农村卫生筹资的公平性。这样的筹资结构一方面增加了农民的经济负担抑制了农民的消费能力,对于启动农村消费市场促进经济发展实现城乡统筹的和谐社会不利;另一方面也表明提高政府支出比例增加卫生总投入有很大的空间。

表2.8　农村卫生筹资结构

| 指标 | 1998年 | 2000年 | 2003年 | 2004年 | 2005年 | 2006年 | 2007年 |
|---|---|---|---|---|---|---|---|
| 筹资总额(亿元) | 1771.81 | 1964.93 | 2433.78 | 2651.08 | 2354.34 | 2668.61 | 2534.95 |
| 政府筹资(亿元) | 349.64 | 393.03 | 489.28 | 495.42 | 399.12 | 455.4 | 563.14 |
| 占百分比(%) | 19.73 | 20 | 20.1 | 18.69 | 16.95 | 17.07 | 22.21 |
| 农民个人现金支付(亿元) | 1180.24 | 1332.89 | 1670.12 | 1830.61 | 1599.67 | 1768.31 | 1529.5 |
| 占百分比(%) | 66.61 | 67.83 | 68.62 | 69.05 | 67.95 | 66.26 | 60.34 |
| 农村医疗保障基金(亿元) | 107.17 | 129.58 | 114.96 | 123.24 | 158.82 | 203.6 | 204.18 |
| 占百分比(%) | 6.05 | 6.59 | 4.72 | 4.65 | 6.75 | 7.63 | 8.05 |
| 社会其他支出 | 134.76 | 109.44 | 159.42 | 201.81 | 196.74 | 241.3 | 238.14 |
| 占百分比(%) | 7.61 | 5.57 | 6.55 | 7.71 | 8.36 | 9.04 | 9.39 |

资料来源　根据张振忠.中国卫生费用核算研究报告[M].北京:人民卫生出版社,2009整理。

## 二、农村卫生财政投入比重选择

提高政府农村卫生投入,需要讨论投入的最后比例多少合适。首先用我国的现有的数据,分析提高农村卫生投入对健康的改善效果,然后借鉴国际上政府卫生支出的比例,结合中国的现实情况提出中国农村政府筹资的比例。

（一）增加农村卫生投入经验分析

在这里,假定农村人均卫生投入增加到全国的平均水平和城市的平均水平,数据来自于历年《中国卫生统计年鉴》《中国统计年鉴》,并以1978年的不变价格作了调整,其中$H$表示健康水平,用死亡率数据来表示,$X$ 表示现在农村人均卫生投入,$X_1$ 表示全国人均卫生投入,$X_2$ 表示城市人均卫生投入,为了消除异方差对死亡率、人均卫生投入序列取自然对数,取对数以后分别是 $\ln H$、$\ln X$、$\ln X_1$ 和 $\ln X_2$,目的是检验如果农村卫生投入增加到全国平均水平和城市人均水平时比原来投入水平下的健康能否有所改善。

用 Eiews6.0 软件分别对 $\ln H$ 与 $\ln X$、$\ln X_1$ 和 $\ln X_2$ 进行回归,得到各个参数(弹性)如表2.9所示:

表 2.9　增加卫生投入前后变量参数变化

| $\ln H$ | $\ln X_1$ | $\ln X_2$ | $\ln X$ |
|---|---|---|---|
| $\ln H(-1)$ | 1.09(6.89) | 0.98(45.00) | 2.09(5.76) |
| $\ln X_i$ | 2.12(3.29) | -0.10(-2.77) | 0.30(2.46) |
| $\ln X_i(-1)$ | 1.47 (3.29) | | |
| $\ln X_i(-2)$ | -1.94 (-3.07) | | |
| $\ln X_i(-4)$ | 0.83(2.72) | 0.08(4.04) | 0.08(2.26) |
| $\ln X_i(-6)$ | | | -0.22(-3.43) |
| $\ln X_i(-7)$ | -1.02(-3.25) | | 0.21(4.18) |
| C | -6.04 | | 4.20(2.99) |
| $AD-R^2$ | 0.92 | 0.79 | 0.91 |
| DW | 2.76 | 2.40 | 2.92 |

注:括号里的数字是 T 统计量。

如果把现在农村卫生投入提高到全国平均水平,滞后 1 期的死亡率弹性由 2.09 降到 1.09,当期的人均卫生投入弹性由 0.3 增加到 2.1,滞后 4 期的弹性由 0.07 增加到 0.8,滞后 7 的弹性由 0.21 降到 -1.02;而且增加卫生投入到全国平均水平时,滞后 2 期的弹性为 -1.94,死亡率降低明显,解释力度也有 0.90 增加到 0.92,这表明增加卫生投入后健康得到改善。

如果把农村卫生投入提高到城市的平均水平,滞后 1 期的死亡率弹性由 2.09 降到 0.98,当期的人均卫生投入弹性由 0.3 降到 -0.10,与现在当期卫生投入产生的负效应相反,有力地降低了死亡率,尽管解释力度有所降低,表明还有影响健康的其他因素,但是总的健康将得到有效改善。

对比可得出必须增加农村卫生投入的结论,而在现有的农村卫生筹资结构中,个人承担比例过高,平均在 63% 以上,要继续提高农民的承担比例是不可能的,那么提高政府在农村卫生筹资的比重就成了一个选择。

(二)政府筹资比例国际对比分析

我国卫生筹资中政府投入无论是绝对数还是相对数都比较低。按照世界银行的分类,属于中低收入国家,我国 2005 年人均政府卫生经费为 14.34 美元(见表 2.10),低于所在组国家 20.83 美元的水平,农村人均政府卫生经费 2005 年为 6.54 美元,仅比低收入国家 4.81 美元高一点。

表 2.10　亚太地区部分国家政府卫生支出比较

| 国家类型 | 国家 | 人均(美元) | | | 政府卫生支出/卫生总费用(%) |
|---|---|---|---|---|---|
| | | GDP | 卫生费用 | 政府卫生支出 | |
| 低收入 | 尼泊尔(2002 年) | 231.15 | 12.00 | 2.82 | 23.50 |
| | 孟加拉(1999 年) | 344.29 | 11.00 | 3.00 | 27.23 |
| 中低收入 | 斯里兰卡(2002 年) | 865.57 | 32.00 | 15.84 | 49.50 |
| | 菲律宾(1999 年) | 1028.46 | 36.00 | 14.30 | 39.71 |
| | 泰国(2000 年) | 1164.41 | 42.00 | 23.64 | 56.28 |
| 高收入 | 韩国(2000 年) | 11034.17 | 483.00 | 78.34 | 16.22 |
| | 日本(2001 年) | 32789.81 | 2558.00 | 849.26 | 33.20 |
| | 中国(2005 年) | 1723.00 | 80.85 | 14.34 | 17.71 |
| | 中国(2007 年) | 2494.91 | 112.37 | 22.86 | 20.35 |

资料来源　根据历年《世界卫生统计年鉴》《中国卫生统计年鉴》和《中国统计年鉴》整理。

　　从表2.10中看出,2007年我国人均政府卫生支出达到了22.86美元,远低于日本(2001年,849.26美元)、韩国(2000年,78.34美元)等发达国家。政府卫生支出占卫生总费用的比重,不仅比日本等发达国家低,而且也低于人均政府卫生支出接近的泰国(2000年,56.28%)的水平,甚至低于斯里兰卡(2002年,49.5%)和孟加拉国(1999年,27.23%)的水平。

　　尽管这里分析的是我国卫生总筹资的政府投入比例,但是考虑到我国卫生投入中农村人均卫生费用占全国平均水平的40%左右和政府对卫生农村卫生投入的比例20%左右的实际情况,可以认为,政府在农村卫生筹资比重也低于世界上许多国家的水平,需要提高政府支出比重,以保障农民健康。

　　(三)我国农村卫生筹资结构

表2.11　2008~2017年农村卫生筹资结构预测

| 年份 | 个人现金支付(%) | 政府卫生支出(%) | 社会卫生支出(%) | 合计 |
|---|---|---|---|---|
| 2007 | 60.34 | 22.21 | 17.45 | 100 |
| 2008 | 56.94 | 25.26 | 17.80 | 100 |
| 2009 | 53.67 | 28.40 | 17.93 | 100 |
| 2010 | 50.98 | 30.84 | 18.18 | 100 |
| 2011 | 47.84 | 33.73 | 18.43 | 100 |
| 2012 | 44.80 | 36.52 | 18.68 | 100 |
| 2013 | 42.67 | 38.39 | 18.94 | 100 |
| 2014 | 38.28 | 42.52 | 19.20 | 100 |
| 2015 | 35.93 | 44.61 | 19.46 | 100 |
| 2016 | 33.17 | 47.10 | 19.73 | 100 |
| 2017 | 30.00 | 50.00 | 20.00 | 100 |

从国际比较和经验分析可以看出,调整农村卫生筹资比例,增加政府农村卫生投入势在必行。而且现在已经具备了调整政府卫生投入的条件:科学发展观、建设和谐社会等执政理念为加大政府卫生投入确立了政治基础;高速增长经济和财政收入规模扩大为政府增加卫生事业投入提供财力条件;社会各方对政府加大卫生投入已经形成了共识。

在调整政府投入比例时要考虑以下两个前提:首先,不能脱离中国的基本国情,我国虽然在经济总量上位居世界前列,但是仍属于中低收入国家,如果把政府比例定得过高,脱离实际,将会超越政府和社会经济承受能力;其次,个人卫生投入不能完全取消,因为如果医疗卫生全部免费提供,由于道德风险和逆向选择将会产生对医疗过度使用,从而浪费公共资源,保持一定比例的个人投入,可以有效地减少公共资源的浪费。

因此,根据我国医疗卫生体制改革的方向和政策导向,以中高收入国家居民个人卫生支出占卫生总费用的比重(30.23%)作为参考,结合 WHO 在"西太平洋地区和东南亚地区国家筹资策略"中提出的标准,认为未来 10 年农村卫生筹资比例设定为"五二三",即政府、社会和个人分别承担农村卫生投入的 50%、20% 和 30% 比较合适。

这样考虑是基于 3 个原因:一是现在农村卫生投入中个人负担比例 60% 以上的现实,如果下降速度过快,政府难以承受。二是社会投入仍属于起步阶段,农村社会筹资规模较小,不大可能承担更多的投入,所以保持现有比例稍有增加,达到 20% 就成了现实的选择。如果未来社会筹资发展规模较大,那么可以调整为"五三二"或者"四四二"或者"45∶30∶25"的筹资结构。三是农村卫生投入的规模在全国卫生投入的比重不大,而且以后随着城市化的发展,农村人口的比例会进一步降低,所以提出政府承担农村卫生投入的50%,城市的卫生投入政府比例以30%①为宜。总体上个人支付比例应该控制在30%以下,因为世界卫生组织通过深入分析发现,一个国家卫生总费用中个人筹资比重控制在30%以下,才能较好地保障卫生筹资的公平性、可及性。

### 三、农村卫生财政投入规模预测

我国农村的卫生体制,处于改革深化的关键时期,还未形成稳定的筹资结构,社会、个人和政府承担比例受政策因素影响比较大,2003年以后政府大幅度提高新农合补助资金就是很好的证明。在这里只能依据现有的数据对未来政府农村卫生投入发展趋势推算。

测算说明:GDP用平均8%增速预测;卫生总费用采用GM(1,1)模型进行预测;城市与农村卫生费用是在假定到2017年城乡费用比是65:35的基础上,根据现在的城乡费用比进行调整分摊计算得到。政府城市卫生费用是根据卫生部经济研究所提出的"三四三"筹集比例,按平均增速计算。鉴于篇幅所限,计算过程没有列出,只是给出了结果(表2.12)。

通过测算可以看出,到2017年全国卫生费用将会增加到42915.99亿元,是2008年的3.33倍,农村卫生费用增加到15020.60亿元,是2008年的5.06倍,城乡卫生费用差距缩小,城乡卫生费用比由3.33:1缩小到1.86:1,政府卫生支出增加到15878.92亿元,是2008年的5.57倍,政府农村卫生支出由749.28亿元增加到7510.30亿元。如此大的增幅,是否在政府承受范围之内呢?

---

①30%这个指标是卫生部经济研究所提出的,全国卫生筹资中政府负担的比例,笔者认为对此把它作为城市卫生筹资中政府承担的比例比较合适,农村应该由政府承担更多的责任,该指标的提出请参看《中国卫生费用核算研究报告》。

表 2.12　2009～2017 年卫生费用测算结果

| 年份 | 卫生费用（亿元） | | | 政府卫生费用（亿元） | | |
|---|---|---|---|---|---|---|
| | 总费用 | 农村 | 城市 | 农村 | 城市 | 总费用 |
| 2008 | 12871.31 | 2966.27 | 9905.04 | 749.28 | 2100.08 | 2849.36 |
| 2009 | 147714.1 | 3565.94 | 11205.47 | 1012.73 | 2469.21 | 3481.94 |
| 2010 | 16820.71 | 4253.64 | 12567.07 | 1311.82 | 2878.14 | 4189.96 |
| 2011 | 19228.92 | 5093.73 | 14135.19 | 1718.11 | 3364.56 | 5082.67 |
| 2012 | 21981.92 | 6099.74 | 15882.18 | 2227.62 | 3929.04 | 6156.66 |
| 2013 | 25129.06 | 7304.43 | 17824.63 | 2804.17 | 4582.95 | 7387.12 |
| 2014 | 28726.78 | 8747.05 | 19979.73 | 3719.24 | 5339.05 | 9058.29 |
| 2015 | 32839.59 | 10474.59 | 22365.00 | 4672.71 | 6211.44 | 10884.16 |
| 2016 | 37541.22 | 12543.30 | 24997.92 | 5907.90 | 7215.66 | 13123.55 |
| 2017 | 42915.99 | 15020.60 | 27895.39 | 7510.30 | 8368.62 | 15878.92 |

　　从未来预测的政府卫生支出占财政支出的比重,财政支出占GDP 的比重和卫生支出占 GDP 的比重来看,完全在政府的承受范围之内。

　　从预测的结果来看,财政支出占 GDP 的比重由 2008 年的20.82%提高到2017 年的 25%,但仍低于发达国家的 41.95%(2000 年)水平;卫生支出占 GDP 的比重由4.28%增加到7.14%,这个比例远低于 2005 年美国(15.2%)、瑞士(11.4%)和德国(10.7%)的水平,与巴西(7.9%)的水平接近;①政府卫生支出占GDP 比重可以达到 2.64%。2017 年在全国卫生费用中政府负担的比例是 37%,比 2008 年的 22%提高了 15 个百分点(见

──────────

①OECD HEALTH DATA,2007.

表2.13),卫生筹资结构得到优化,并没有超越政府能力,应该还有调整的空间。

表2.13 政府卫生支出负担能力预测

| 年份 | 财政支出/GDP(%) | 卫生支出/GDP(%) | 政府卫生支出/GDP(%) | 政府卫生费用/卫生费用(%) |
|---|---|---|---|---|
| 2008 | 20.82 | 4.28 | 0.95 | 22.00 |
| 2009 | 21.25 | 4.55 | 1.07 | 23.57 |
| 2010 | 21.68 | 4.8 | 1.19 | 24.91 |
| 2011 | 22.13 | 5.08 | 1.34 | 26.43 |
| 2012 | 22.58 | 5.37 | 1.51 | 28.01 |
| 2013 | 23.05 | 5.69 | 1.67 | 29.4 |
| 2014 | 23.52 | 6.02 | 1.90 | 31.53 |
| 2015 | 24.00 | 6.37 | 2.11 | 33.14 |
| 2016 | 24.50 | 6.75 | 2.36 | 34.96 |
| 2017 | 25.00 | 7.14 | 2.64 | 37.00 |

这个预测是在一定的假定基础上进行的,与实际情况相比并不一定完全符合,但都体现了基本的思想:增加政府筹资比重,加大对农村投入的力度,缩小城乡差距。

# 第三章 卫生绩效评价的国际经验与借鉴

○发达国家的卫生绩效评估实践
○世界卫生组织的卫生绩效评估
○国际卫生绩效评估实践的启示

卫生系统对促进人群健康起着关键性作用,而绩效评价被认为是有效监督和管理卫生系统的科学方法之一。过去20多年,许多国家尝试建立和发展其卫生系统的绩效评价框架,用于监测、评价和管理卫生系统的绩效,从而保证系统的有效性、公平性、效率和质量。美国、英国等发达国家的卫生绩效评价实践,和世界卫生组织提出的新的绩效评价框架,可以对我国农村卫生财政支出绩效评价提供有益的借鉴。

# 第一节　发达国家的卫生绩效评估实践

美国、英国、澳大利亚等发达国家是开展绩效评价较早的国家,已经形成了一套适合本国的卫生绩效评价框架和指标体系,分析他们的经验可以为我们建立农村卫生绩效评价框架和指标提供帮助。

## 一、美国的卫生系统绩效评价

### (一)美国的卫生体系

美国的卫生体系是世界上市场化程度最高的,政府没有为国民提供全民医疗保险,个人需要的医疗服务大都是雇主提供和自行购买,患者生病后到医疗服务机构就医时费用由第三方的医疗保险组织向医疗服务机构支付,个人无须直接付费。因此,美国的医疗体系的效率与医疗服务的支付方式和对医疗服务的管理密切相关。虽然美国的医疗费用大都由私人解决,但是政府也承担了一定的责任,特别是对特殊人群,比如对于伤残人士和 65 岁以上的长者和符合标准的低收入人群,政府就通过医疗保险和医疗补助服务中心为其提供免费医疗服务,使病人获得最基本的医疗保健服务,体现了一定的公平性。

美国的卫生管理机构主要是卫生和人类服务部(HHS),它代表联邦政府管理全国医疗和卫生事务。其下设有国家卫生研究院(NIH)、印第安人卫生服务部(HIS)、疾病控制与预防中心(CDC)、食品与药品管理局(FDA)、卫生资源与服务管理局(HRSA)和滥用毒品和精神管理署(SAMHA)等机构。在管理体制上,美国实行联邦(卫生和人类服务部)、州(州卫生局)和地方(卫生局)三级卫生管理,但是联邦政府卫生部、州和地方卫生机构之间不是上下级的隶属关系,而是对州卫生局仅有政策性的指导关系,州和地方政府卫生机构拥有较大的自主权,体现了美国联邦制的特点。

美国的卫生服务供给体系主要由大型的综合医院、医生诊所和独立的药房3部分构成。其中政府、学校和其他组织等所拥有大型的综合医院属于非营利性机构,所需要的经费由政府财政提供;日常医疗卫生服务一般由医生诊所和小医院承担;医院本身并不经营药品,采用医药分离制,由独立的药房经营。

(二)美国的卫生绩效评价

美国是世界上从事绩效研究最早的国家,在20世纪40年代政府就开始了绩效研究。为了推进绩效评估实践,使评估具有法律效力,美国颁布了一系列的相关法律,最著名的是1993年《政府绩效与成果法》(GPRA)。这部法案赋予了政府要求各机构部门对其每年的工作绩效实施及目标完成情况进行报告的权力,作为政府机构一部分的卫生部门也应该向政府提供工作绩效实施情况。政府审计办公室(the Government Accounting Office)依据1993年《政府绩效与成果法》确立了绩效评估步骤:确定目标、发展绩效指标、收集数据和分析结果报告,用以对绩效评价的原则性指导。

美国卫生体系绩效的评价是由多元化的主体完成的,评价主体主要有精神健康服务机构(CMHS)、美国医疗保健研究与质量局(AHRQ)和国家卫生研究院(NIH)等多个部门。各部门承担了不同的内容并各有侧重。如精神健康服务机构(CMHS)在1997~1998年制定了针对县郡一级的卫生评价指标体系,并用现场调查的方法对指标进行了检验。

美国医疗保健研究与质量局(AHRQ)是另一个重要的绩效评价机构,它同美国卫生和人类服务部(HHS)领导下的其他机构,如美国国家卫生研究院(NIH)、疾病控制中心(CDC)等一同开展工作,在卫生绩效评价体系中具有重要的作用,承担着保证卫生保健服务的结果和质量、保护病人的安全、有效服务的可及性等指标任务。

美国对公共卫生医疗服务体系的绩效评价是在"以绩效而支付"的思想主导下开展起来的,由医疗保险和医疗补助服务中心(CMS)统筹提供。CMS 为纳入医疗保险和医疗补助项目的国民免费提供医疗服务。CMS 于 2001 年实施了由 Lewin 集团提供技术支持的医疗补助正确度评估项目,并在 9 个州进行试点,通过几年的实践,已有 3 个州得出了不当使用补助经费的比例。依据政府《不当信息支付法案》(The Improper Payments Information Act)的要求,CMS 针对医疗保险开支,开展了全面差错率评估项目(Comprehensive Error Rate Testing Program)和医疗支付管理项目(Hospital Payment Monitoring Program)评价,每个年度向公众提供《联邦医疗保险不当支付报告》。

(三)美国的卫生绩效评价框架和指标

美国的卫生绩效框架以质量评价和病人需求为中心展开。质量评价主要有卫生服务的组织和结构、过程、结果和影响等,在某种程度上代表了绩效评价。指标的设置从病人和疾病的角度而不是医疗机构出发,体现了以病人的需求为驱动,追求高质量的卫生主题。

美国医学研究所和美国医疗保健行业消费者保护及质量咨询委员会分别提出了各自的质量评价框架。其中,美国医学研究所(IOM)提出了国家医疗质量概念框架和相应的指标体系(表3.1)。

美国国家医疗质量框架由卫生质量维度和保健维度组成。卫生质量维度用有效性、安全性、及时性和病人中心性 4 个方面衡量;保健维度则由健康状况维持和改善,有疾病或残疾时保健需求和临终时保健需求 4 部分构成。

表3.1 美国国家医疗质量框架

| 病人医疗需求 | 卫生质量维度 | | | |
|---|---|---|---|---|
| | 有效性 | 安全性 | 及时性 | 病人中心性 |
| 保 健康状况维持 | | | | |
| 健 健康状况改善 | | | | |
| 维 有疾病残疾时需求 | | | | |
| 度 临终时保健需求 | | | | |

资料来源 DHHS 美国国家医疗质量保健报告,2005。

美国医疗保健行业消费者保护及质量咨询委员会对卫生质量评价框架包括 6 个方面:安全性、及时性、有效性、经济性、公平性和以病人为中心,比美国医学研究所的指标多了公平性和经济性。美国的卫生绩效质量报告中国家层面的指标有 201 个,其中核心指标有 42 个,具体的维度和指标分布如表 3.2。

表3.2 卫生保健质量报告维度和指标

| 维度 | 指标数 | 核心指标数 |
|---|---|---|
| 有效性 | 136 | 34 |
| 安全性 | 41 | 4 |
| 及时性 | 8 | 2 |
| 病人中心性 | 14 | 2 |
| 综合度量 | 2 | |
| 合计 | 201 | 42 |

资料来源 2006 年国家保健质量报告. http//: www. ahrq. gov/qual/ nhqr06/nhqr06. htm。

反应有效性的指标主要涉及癌症、糖尿病、乙肝、妇幼保健疾病的发病率、治愈率等34 个;涉及安全性的有术后并发症、药物治疗并发症等 4 个;病人中心性主要是通过医生从来不或偶尔认真听患者(成人、小孩)解释疑惑的比例等来体现;及时性则有得到保健预约和等候时间2个主要指标。

## 二、英国国家卫生服务系统(NHS)绩效评价

### (一)英国国家卫生服务系统

英国国家卫生服务(National Health Service)体系于1948年建立,由各级公立医院、各类诊所、社区医疗中心和养老院等医疗机构组成。其管理体制分为3个层级:第一层是社区基础医疗系统,作为NHS的主体,它们主要负责基础保健;第二层为社区全科诊所;第三层为城市综合性医院。

英国通过税收筹措资金为国民提供全民健康保险服务,施行医药分离制度,除针对牙科医疗服务收取少量的费用外,国民卫生服务体系下的医院门诊基本上不收费。政府财政为国家卫生服务体系提供所需要资金的82%,国民保险税为该体系提供12.2%的资金支持,社会及慈善机构的捐款和少量的非免费医疗收入为该体系提供了少量的资金[1]。NHS对地区卫生行政部门提供总额预算,所有医院联合体、私人医院和全科医生基金拥有者向地区卫生行政部门申请预算[2]。

但是随着人口的不断增加,国民对健康需求的提高,缺乏外部竞争机制的英国国民卫生服务体系内部浪费严重[3],迫切需要改革,以提高绩效。20世纪80年代,撒切尔政府对NHS进行了改革,发展了一些提供专科医疗服务收费昂贵的私人医院。1993年对NHS进行了重组,从免费提供转变成医院提供服务与患者购买服务相分

①郭岩.卫生事业管理[M].北京:北京大学出版社,2003:205-209.

②雷克斯伏特·E.桑特勒,史蒂芬·P.纽恩.程晓明,叶露,刘宝,译.卫生经济学[M].北京:北京大学医学出版社,2006.

③程晓明.卫生经济学[M].北京:人民卫生出版社,2003:129-131.

离的模式,1996 年新的英国国民卫生服务体系正式启用。

（二）英国卫生绩效

1999 年英国国家卫生与安全委员会（HSC）提出了一个绩效评估框架,主体是国家卫生服务绩效指标。该框架根据平衡记分卡原理构建,并从法律上赋予其测量、评估、赏罚的功能,评价内容以服务质量、效果和效率为重点。框架在国家层面上涉及卫生医疗服务 6 个方面的内容:健康促进、公平的可及性、适应的医疗服务有效供给、效率、NHS 病人体验和 NHS 卫生产出。其中,医疗保健机构在国家层面包括:临床有效性与结果、效率、就医体验与能力 4 个方面。基本框架和指标体系如图 3.1。

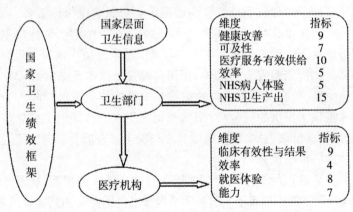

| 维度 | 指标 |
| --- | --- |
| 健康改善 | 9 |
| 可及性 | 7 |
| 医疗服务有效供给 | 10 |
| 效率 | 5 |
| NHS病人体验 | 5 |
| NHS卫生产出 | 15 |

| 维度 | 指标 |
| --- | --- |
| 临床有效性与结果 | 9 |
| 效率 | 4 |
| 就医体验 | 8 |
| 能力 | 7 |

图 3.1　英国 NHS 绩效评估框架和指标

评价指标主要有 79 个。其中涉及卫生部门的共 6 个维度 51 个指标:用期望寿命、癌症死亡人数和婴儿死亡率等 9 个指标评价健康改善;用住院的病人等待清单、成人牙齿档案等 7 个指标表示服务可及性;儿童免疫、非适宜性手术等 10 个指标表示医疗服务有效供给;日住院率、住院时间等 5 个指标表示效率;取消手术,延迟下班等 5 个指标表示 NHS 病人的体验;婴儿死亡数、老年人的紧急接诊等 15 个指标评价 NHS 卫生保健的卫生产出。评价医疗保健机构临床有效性指标共 4 个维度 28 个指标:用中风病人经治疗出院人数和急诊病人再次入院人数等 9 个指标表示临床疗效与结果;用住院天数和住院患者不占用病床数等 4 个指标表示效率;用 13 周门诊等待和一个月内未经病人同意手术取消等 8 个指标表示就医体验;用临床疏忽、因病误工率等 7 个指标表示能力。

这些指标共同构成了英国国家卫生服务绩效评价体系,利用国家层面的绩效指标和临床指标 CIs(the Clinical Indicators)可以对卫生系统的绩效进行评价,发现阻碍绩效改善的症结,进行纠正,改善绩效。

英国卫生绩效框架体现了"改善卫生不平等,追求公平服务可及性"的主题、病人至上和追求合理卫生支出的内涵。表现在:公平性不仅是卫生活动追求的重要目标也是伦理道德标准的一个方面,公平性要保证公民有获得健康的平等权利;可及性则要求有足够的卫生资源满足国民的需要,在病人需要时便利地获得相应的服务;病人亲属体验维度则克服了以往由于缺少外部竞争、医护人员短缺而导致的患者排队等候、服务质量不高、效率低下的问题;用"小处方"数量衡量卫生资源支出的合理性,减少大处方对卫生资源浪费和对消费者健康的损害。

(三)保障绩效的其他措施

英国卫生绩效是建立在公共服务协议(Public Service Agreement, 简称 PSA)之上的。"公共服务协议",是 1998 年公共部门改革的一项重要内容,目的是建立一种现代的公共支出和绩效管理框架,为制定审慎、有效的中长期支出计划服务。该协议通过制定 3 年支出计划,促使部门提前编制计划,为其履行公共服务职能提供稳定的基础。为保障重要的资本性投资不会被一些短期的支出项目挤出将资本性和经常性预算分开,并通过连续年度的对资产进行会计核算和制定预算,提高了对有关支出的计划和控制,以利于激励对资产的有效管理①。卫生部门的第一份公共服务协议在 1998 年财政部出版的白皮书中,详细说明了 3 年内在卫生和社会服务生产力和效率方面要达到的目标。

在英国,卫生绩效主要由卫生部进行评估。但为了提高评估的质量,英国成立了一些独立机构,如国家临床质量管理研究所、健康促进委员会等加强对 NHS 系统的管理、评价和改善其服务质量。其中,国家临床质量管理研究所是一个为国家提供能够改善国家健康状况和疾病治疗与预防建议的独立机构。健康促进委员会是一个国家卫生系统绩效的独立监管结构,其绩效评价范围包括急诊机构、专科医师、流动医疗、精神卫生保健机构和初级卫生医疗联合体,并且其不断完善卫生绩效指标体系,为两院议员制定卫生优先发展目标提供参考。

### 三、澳大利亚卫生支出绩效评价

(一)澳大利亚的卫生系统

澳大利亚的卫生系统是以全民医疗照顾为特征的卫生体系,主要由药品补贴计划、非医院医疗卫生服务和公立医院的免费医疗服务 3 部分组成。联邦政府和州政府在医疗卫生方面在角色和职责上交叉与重叠,在权利、职责和卫生费用支付等问题上形成的既合作又充满矛盾的关系。

其费用由联邦政府和州政府根据不同的对象分别承担。联邦政府通过税收筹资的方式为包括由全科医生、专科医生所提供的服务,以及影像和检验服务等大部分门诊服务和医学研究提供资助;公立医院所需经费由联邦政府和州政府共同资助,但是由州政

①英国政府绩效管理[OL]. (2008－06－20) http://www.mof.gov.cn/yusuansi/zheng-wuxinxi/guojijiejian/200806/t20080620_47661.html.

府卫生主管部门进行规范和直接拨款。为了控制卫生费用,联邦政府通过计算公式得出各州的预算拨款额度,并与州政府签订协议,施行给定额度,超出自付,结余自用的定额预算方式①激励州政府提高财政资金使用效率,而各州必须报告其绩效情况和所采取的质量改进措施。

联邦政府和州政府在医疗卫生方面在角色和职责上交叉与重叠,在权利、职责和卫生费用支付等问题上所形成的既合作又充满矛盾的关系。

(二)澳大利亚卫生绩效评估框架

为了对澳大利亚卫生系统的绩效进行评价,20 世纪 90 年代中期,"卫生部长工作组"( Health Ministers Working Group)②提出了一个连续的绩效评价框架,该框架是一个以医院服务测评指标为主的绩效评价框架,强调医疗服务的可及性、有效性、适宜性、病人满意度等③。1999 年"国家卫生系统绩效委员会"( The National Health Performance Committee,简称 NHPC)成立,负责发展和完善国家卫生系统绩效评价框架,制定相应的绩效指标④,新的绩效框架的评价领域从单纯的医院服务扩展到了社区卫生服务、全科服务和公共卫生等整个卫生系统。

该框架包括了健康状况和健康结果、影响健康的决定因素和卫生系统绩效 3 个层面。健康状况和健康结果反映的是整体健康状况、健康权是否平等、急需改善的问题等内容,包括健康情况、人

①Duckett S. J. The Australian health care system[M]. Oxford: Oxford University Press, 2000.
②小组由联邦政府和州政府共同成立,得到联邦和州政府卫生部部长的支持。
③National Health Ministers Benchmarking Working Group. First national report on health sector performance indicators: public hospitals to the state of the play[M]. Canberra: Australian Institute of Health and Welfare, 1996.
④The National Health Performance Committee. National Health Performance Framework report [J]. Brisbane Queensland Health, 2001.

体功能、期望寿命和健康、死亡情况4个方面。健康情况是对人现在健康情况的描述,包括发病率、损伤等其他与健康有关的指标;人体功能则描述了肌体发生的变化或功能的损害、活动受限的程度等情况;期望寿命和健康采用个体生理和心理健康,以及其他的相关指标来表示;死亡情况则用不同年龄和特定情况下的死亡率表示。健康状况受环境因素、经济因素、社区能力、健康行为和与人有关的其他因素5个方面的影响。化学、水污染等环境因素,教育、卫生经费、收入等社会经济因素,人口密度、交通等社区能力,饮食习惯、生理活动、吸烟等都会影响到人类的健康①。

卫生系统绩效为衡量卫生系统对澳大利亚人民健康状况改善,医疗服务质量提高程度提供了依据,分为有效性、适应性、效率、反应性等九个方面的内容,主要评价卫生系统是否达到了预期效果,是否适应了顾客的需要,是否提供了及时的、可及的、安全的医疗服务,是否具有可持续性。(见图3.2)

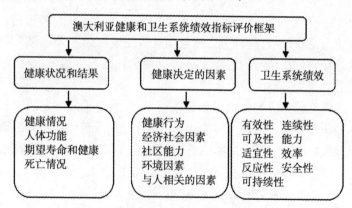

图3.2　澳大利亚健康和卫生系统绩效指标评价框架

---

①The National Health Performance Committee. National Health Performance Framework report[J]. Brisbane Queensland Health, 2001.

这 3 个层面具有内在联系,健康状况受社会、经济等因素和卫生系统绩效的影响,高效的卫生系统有利于保护人民健康,良好的生活社会经济环境能减少医疗费用和患病的概率,防止健康的恶化又需要高效的卫生体系和大量的投入。

(三)评价指标体系

澳大利亚卫生系统绩效指标主要是依据卫生领域的初级卫生保健、人口健康项目、医疗服务和保健的连续性 4 个方面而制定。

澳大利亚卫生系统绩效指标充分考虑了患者的需求,体现了以病人为中心的服务理念,主要由衡量健康状况和结果的指标、影响健康的决定因素的指标、评价卫生系统反应性、适应性和持续性等指标共同组成。其中,健康状况和结果主要用不同年龄段健康状况自评、自杀和自伤死亡情况、伤残调整期望寿命(DALE)、滥用毒品和酗酒所致的死亡率等健康情况和损伤所致的疾病负担(BOD)等来衡量;影响健康的决定因素的指标包括超重或肥胖人口、工作场所禁烟措施、就业和失业性别差异、锻炼身体人员等;为了评价卫生系统反应性、适应性和持续性,选用了 12 个月儿童安全免疫接种率和 0~14 岁儿童麻疹免疫接种告知率等 9 个指标;另外还设计了反应安全性和可及性的指标,包括从市场上撤销,或要求改进的产品的数量和每个地区每年全科医生对每一个病人所提供的服务的数量;反映医疗服务效率的指标如急诊候诊时间、平均住院日;反映保健的连续性的指标,如家庭与社区保健提供的服务时间比等。

(四)改善绩效的措施

为了保证消费者享受到高质量的医疗卫生服务,改进质量和保证医疗卫生服务的安全性,澳大利亚政府为改善卫生系统绩效做了很多努力,主要体现在:

首先,成立了澳大利亚医疗卫生安全和质量委员会(ACSQHC)[①]。它以安全性作为改进质量的切入点,重点解决病人获得安全的医疗服务问题。ACSQHC(2011)根据国家现有数据对医疗安全问题的现状进行了分析,并对未来国家医疗卫生服务安全系统的发展方向和提高安全性医疗服务的措施提出了有益的建议。

其次,建立了主要由经验丰富的医学专业人员组成的国家临床研究所(NICS)。该机构是一个独立于政府的医疗咨询机构,主要任务是与临床医生合作,为缩短医疗卫生服务提供过程中证据与实践之间的差距,提供有效地改善医疗卫生服务策略的证据。

再次,成立国家卫生重点行动委员会(NHPAC)。委员会由来自于政府机构的代表、土著健康组织和消费者机构的代表组成,重点关注特殊人群的医疗卫生绩效的改善,为国家医疗卫生重点领域的合作和发展提供建议。

最后,成立了国家卫生系统绩效委员会(NHPC)。其主要任务是制定、完善绩效评估框架和一系列评价卫生系统绩效的综合指标,为改善国家卫生系统的绩效提供信息。

澳大利亚卫生系统绩效评价框架和实践,不仅为政府制定有效卫生政策的提供帮助,还成为解决卫生系统难题,促进卫生体系发展的有效工具。

## 第二节　世界卫生组织的卫生绩效评估

在各个国家关注卫生系统的绩效的同时,世界卫生组织、OECD和世界银行的等一些世界性组织对卫生绩效的研究投入很

---

[①]2000年初成立,主要由医生、学者、管理者、消费者以及澳大利亚联邦和各州政府的成员组成,是全国卫生安全与质量改进的重要协调机构。

多的精力。2000年6月世界卫生组织大会的《2000年世界卫生报告》提出了一个新的卫生绩效评估框架,并对卫生系统重新进行了定义,发布各个国家卫生系统绩效指标和排名。

### 一、卫生系统目标

对一个卫生系统的运行良好程度进行评估,需要解决两个主要问题:一是如何评价系统在实现良好的健康、满足需求和合理财政支出等目标所取得的成就;二是如何将已经取得的成就与系统本应该实现的最佳目标进行比较①。

一个国家的卫生系统应该实现3个主要目标(图3.3):"提高所服务人群的健康水平、对人民的某些期望予以满足、能够保障患者财务开支不致过高"②。如果一个卫生系统不能保护和促进健康,那么就没有存在的理由,因为社会其他因素也同样对健康有很大影响,比如教育可以提高人们的健康意识自觉地形成良好的生活习惯,从而改善健康状况,但教育的主要目标不是健康而是知识的传承和人格教化。当然,促进健康目标的实现,需要一个公平的筹资系统,公平的筹资意味着适当平衡不同支付能力家庭的负担,并为一些无力支付医疗费用的家庭和人士提供帮助,以避免他们遭受生命的威胁。因为当病人不仅受到疾病的折磨,更严重的是尊严和自控能力受到了威胁,可行能力遭到了剥夺,加上医疗需求的不可预测性和可能带来灾难性的医疗花费都增加了人们抵御风险的需求,所以建立一个公平的风险分担和金融筹资保护机制至关重要。它可以降低对个人尊严和自信的损害程度,减少疾病所

---

①Murray CJL, Frenk J. A WHO framework for health system performance assessment[N]. GPE Discussion paper,1999,6.

②世界卫生组织. 王汝宽,等,译. 2000年世界卫生报告 卫生系统:改进业绩[M]. 北京:人民卫生出版社,2000:8.

带来的恐惧和羞耻,也降低了人们因为价格昂贵而无法获得需要的保健,或因为支付保健费用而陷入贫困并面临更多的健康问题的风险。一个卫生系统对人们的需求的反应越迅速,人们利用它改善健康的频率就越高。

## 二、卫生系统的职能

世界卫生组织认为一个卫生系统有资源筹措、筹资、服务提供和监管 4 项关键职能(图 3.3)。

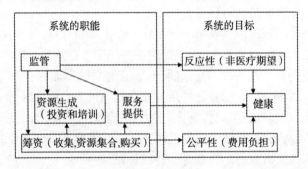

**图 3.3　卫生系统职能与卫生系统目标之间的关系**

资料来源　世界卫生组织.王汝宽,等译.2000 年世界卫生报告　卫生系统:改进业绩[M].北京:人民卫生出版社,2000:23.

### (一)提供服务

提供服务是卫生系统最常见的职能。如果卫生系统未能保证有效地培训、公平的筹资和良好的组织管理,便是卫生系统的失败。卫生服务的提供应该是以患者为中心,但是满足患者所有需求是不可能的,所能做的就是提供特殊的服务和干预,有重点地考虑为衰老、收入、习惯和健康危险所困扰的人们的需求。在选择服务时主要是平衡公共卫生活动和临床活动。提高把资源从成本——

效益差的干预向成本—效益好的干预转化的资金划拨效率①,对于公共资金来说,还需要兼顾平等原则,努力达到横向和纵向平等,承担起保护穷人和弥补保险市场不足的角色,以达到减少卫生不平等的目标。公共资金需要选择能够立即影响严重疾病危险因子的领域,如儿童营养不良、缺水和卫生等。

费用控制可以采取直接分配和严格控制支出方式。严格支出控制,是在可供水平约束下简单的预算性义务组合。其目标没有体现对任何特殊的疾病人群或者范围广泛的干预,导致了很大一部分的人群排除在组织良好的保健之外。直接分配是根据预先确定的标准来设定重点,但服务提供者面临着未被纳入利益包中的服务需求和如何选择合理限制的缺陷,尽管一般都把很少使用而又非常昂贵的服务和普通而又非常便宜的服务排除在外,前者由私人保险解决,后者靠个人现金支付。这种方法仍然把穷人暴露在了非穷人可以接受的危险中。

卫生服务可以通过3种不同的形式安排:一是通过等级分明的官僚机构;二是通过一些非市场控制程度下长期的合同安排;三是直接开展短期的基于市场的病人和服务提供者之间的相互作用②。当需要某个强烈协调的方法时,等级性控制好一些,但是容易遭受官僚主义者的侵害,难以缩小规模和重新设定重点,僵化而效率低,很难有效地反应所服务人群的需求。卫生部门内部和病人之间直接的市场作用,则将个体直接暴露于疾病的财政危险中。世界上大多数国家现在尝试长期合同,希望在达到灵活性和创新性的同时,又能够对战略目标和财政保护进行控制。许多中低收

---

①Murray CJL,et al. Development of WHO guidelines on generalized cost – effectiveress analysis[N]. GPE Discussion Paper,1999,4.

②世界卫生组织.王汝宽,等,译.2000 年世界卫生报告 卫生系统:改进业绩[M].北京:人民卫生出版社,2000:60.

入国家已经有合同性服务的实验性分析①,一些国家(特别是英国)也正在期待从更好的实例中吸收经验教训②。

(二)资源筹措

卫生保健需要相当多的人力资源、物质资本和消费品的投入,三者不同均衡组合决定了卫生服务适应性。资源筹措的关键在于如何使投入和卫生系统的要求相匹配,做到三者间的平衡。

人力资源是卫生体制投入中最重要的部分,卫生体系的运转主要依赖于负责提供服务人员的知识、技术和积极性。给付和利益不足,不良的工作环境,财务奖励、补贴,晋升职称、对人员的管理都很会影响到工作人员的积极性③。要想提高卫生人员的积极性,必须改善他们的收入,提供良好的工作环境,建立高效的激励机制,使他们坚定未来美好的预期。对现有的技术人员加大技术培训,提高技能,培养未来需要的技术人才,以适应未来的需求和目前的要求。

但是没有建设良好、设备精良和供应充足的医疗机构,医生和其他人员将无用武之地。有限的资源一方面需要购买新技术、设施和设备,另一方面也需要对现有的设施进行维护,新的投资决策必须谨慎,以免造成未来新的不平衡的风险,高效率公平地提供卫生资源,保护人民健康。

除技术性人力资源外,卫生服务使用的大部分投入产生于私

①Lieberman S. Corporatization of Indonesia hospitals[G]. // Perker AS, Harding A, eds. Innovations in service delivery: the corporatization of hospitals. Baltimore, John Hopkins University Press for The World Bank,2000.

②Palmer N. The theory and evidence of contracting for primary care services: lessons for low and middle countries[J]. London School of Hygiene and Tropical medicine,1999(unpublished paper).

③Beckman P. Initial evaluation of human resources for health in 40 African countries. Geneva,World Health Organization, Department of Organization of Health Services Delievry, 1999.

人部门,私人部门对利润的追逐会损害普通人的利益,需要强有力的政策措施。政府干预是确保质量和安全性标准达到要求,保证一个良好的竞争性环境存在的关键。由于政府对消耗性产品、药品和医疗器械进行补贴,常常导致质量低下。主要依赖公共投资的大型物质资本(如医院和其他机构)一旦出于政治原因建立起来就很难关闭,使公共资金深受其累,于是越来越多的国家在寻找私人部门来支持卫生体制投资①。

(三)筹资

确保全体公民能够得到应有的医疗保健服务需要一个公平的筹资体系。卫生筹资要能够达到在给予投资者适当诱惑的同时,实现得到足够经费来源的目标,从而减少或消除个人负担不起的医疗费用或因医疗费用而出现灾难性贫困的可能性。

适宜的筹资方式可以促使卫生系统持续发展。可以采用一般税、强制性社会保险、自愿性社会保险、个人购买等方式筹集资金。如果一个卫生系统中个体支付服务费用占很大部分,把卫生服务限制在了有负担能力的人群②,那么社会中最贫穷阶层会明显被排斥,一些重要的卫生干预措施根本得不到资助③。为了防止必须由个人承担费用进而使可以享受到卫生服务的人的范围受到限制和分散财政风险,预先支付被广泛采用。预先支付的水平主要取决于卫生系统中占主导地位的所得收入的收取机制与较高的机构和机制能力。对于发展中国家来说,就是要为所取得收入的收取机制创造条件。尽管预先支付是合理的卫生融资基石,但是在中低收入国家,仍然需要一些现金支付以弥补预先支付的总量不

①Private hospital study. Washington, D. C. , International Finance Corporation,1998.

②Musgrove P. Public and private roles in health: theory and financing patterns. World Bank discussion paper,1996:339.

③Nyonator F. , Kutzin J. Health for some? The effects of user fees in the Volta Region of Ghana. Health Policy and planning, 1999, 14(4): 329 - 341.

足。

目前,世界上大多数国家还没有建立起以团结为基础、完善有效地分散财务风险,实现健康人帮助病人,富人帮助穷人的医疗保障制度。而要增加筹资的公平性,各国都面对着如何建立以公共筹资方式为统筹,以预付制为支付方式的分散财务风险的医疗保障制度,以体现筹资中的水平公平和垂直公平,保障公民享受到基本医疗服务的挑战。

(四)监管

各国政府都是卫生资源的管家。建立起完整的卫生体系,并保持其连续性和永久性,尽职尽责,精心维护人民健康是政府的责任。监管是卫生系统职能中最重要的职能,因为国家卫生系统总能力最终由政府承担,管理不仅影响其他职能而且还是达到卫生系统目标的保证,政府必须确保管理渗透到卫生系统的各个层次,充分获得最大成就。

管理的核心就是政府在卫生系统的作用。卫生管理除了某些方面以外,还需要一些与卫生有关的其他部门的参与,甚至国际援助。政府要起主导作用,应该遵循"少吵吵嚷嚷,多出点子"[1]的忠告,提供整个卫生系统的战略方向,制定公正的游戏规则和倡导各部门制定对卫生工作带来有益影响性的政策,而不是事事亲为。全部的策略需要从依靠命令与控制转向保证一个有凝聚力的奖励机制。需要制定切实可行的中长期卫生计划和政策,并接受公众的监督受到宪法的保护,避免受到政府轮替而变化。

卫生部门也应该实现从提供卫生服务转向引导卫生系统改善工作绩效的职能转变。注重服务提供中的私人作用,建立良好的信息基础,打破严密控制;鼓励提供者开展高质量服务的竞争,控制资源开发均衡发展,并在其失衡时引导他们不偏离正确方向;制

---

[1] Osborn D. Reinventing government. Reading. MA, Addison Wesley,1993.

定公平的准则,明确的政策框架、奖励,取消特别决定,抵消政治影响;使用组合式策略处理国内的地区失衡,重新评估与工作人员实际工作内容有关的培训内容,确保合算的购置和质量控制,保证高水平的公平分配预付和卫生干预措施的战略性购置。

### 三、绩效评价指标

WHO 认为卫生绩效就是完成卫生系统获得良好的健康、加强人民所期望的反应能力、确保筹资的公平性 3 个目标的情况。WHO 用质量、公平和效能 3 个维度,用"总体健康水平、人口的健康分布、满足需求的总体水平、满足需求的分配状况、卫生支出的分布情况"[1]5 个方面的指标来衡量卫生系统的整体绩效,将这 5 项指标按一定的权重进行加总,可得到一个国家卫生系统的绩效。

表 3.3　WHO 卫生系统绩效评价框架

| 卫生系统目标 | 质量 | 公平 | |
| --- | --- | --- | --- |
| | 水平 | 分布 | |
| 健康状况 | √ | √ | 效率 |
| 反应性 | √ | √ | |
| 费用负担的公平性 | | √ | |

资料来源　根据世界卫生组织.王汝宽,等,译.2000 年世界卫生报告 卫生系统:改进业绩[M],北京:人民卫生出版社,2000 整理。

人群的健康状况、消费者对卫生系统的反应性与卫生费用是负相关,在实现两个目标获得的满意度的条件下,费用越少,不同

①世界卫生组织.王汝宽,等,译.2000 年世界卫生报告 卫生系统:改进业绩[M].北京:人民卫生出版社,2000:25.

人群费用负担公平性越高越好。健康结果只与目标实现的平均水平有关,健康状态只与分布有关。提供卫生服务、资源开发、筹措卫生资金和监管等卫生系统等 4 项关键职能决定了投入转化为有价值的产出的方式:资源生成、筹资、服务提供和监管。反应性水平描述的是人们对卫生系统总的反应性,反应性分布则指的是不同人群对卫生系统反应性的评价。

　　这个指标体系体现了卫生系统质量、公平和效率的统一,为评价一个国家的卫生系统的绩效提供了一个分析工具,实践中 WHO用 8 个关键指标来描述卫生体系的成就和效能。如表 3.4 所示。

表 3.4　卫生系统成就和效能评级表

| 项目 | 达标成就 | | | | | 人均卫生支出 | 效能 | |
| | 卫生 | | 反应性 | | 资金捐助公正性 | | | |
| | 水平 | 分布 | 水平 | 分布 | | 整体达标成就 | 按健康水平评价 | 卫生系统整体效能 |
| 权重 | 25% | 25% | 12.5% | 12.5% | 25% | | | |

　　资料来源　根据世界卫生组织. 王汝宽,等,译. 2000 年世界卫生报告 卫生系统:改进业绩[M]. 北京:人民卫生出版社,2000 整理。

　　通过评价达标业绩和运行效能的一些具体指标:卫生水平的伤残调整预期寿命,以儿童存活表示的卫生分布同等性,反应水平、反应分布、资金提供的公平性,按卫生水平评价的效能和卫生系统的整体效能,可以对世界上每一个国家的卫生系统进行排序。

　　WHO 用残疾调整预期寿命(DALE)表示人口平均健康水平方面的成就。这个指标是在每一个国家的寿命表、评价躯体残疾、认知障碍和一般健康状况的人口代表性抽样调查以及每个国家主要残疾状况的流行病学信息的基础上计算得到的。

对健康分布成就评估是以 WHO 评估健康不同等性的框架为基础进行的[1],采用儿童存活同等性指数衡量。它是用人口统计和健康状况调查中完整分娩史记录范围广泛的信息以及小地区有关儿童死亡率的生命登记数据资料计算得到的。计算公式为:

$$儿童存活同等性 = \left[ 1 - \sum_{i=1}^{n} \sum_{j}^{n} |x_i - x_j|^3 / 2n^2 \bar{x}^{0.5} \right] \qquad (3.1)$$

其中,$x$ 是给定儿童存活的时间,$\bar{x}$ 是平均存活时间。

对反应水平的衡量所依据的是对被选国家中将近 2000 个关键信息员的一次调查。从反应的 7 个因素:尊严、自主、保密(尊重个人)、即时注意、基本舒适度、保健期间社会支持网络的可用性以及对保健提供者的选择(顾客导向),以及对他们卫生系统的效能进行评价。这 7 个因素的打分从 0 ~ 10。每个因素的打分结合起来就成为一个针对卫生系统效能评价的偏好调查结果为基础的关于反应情况的合成分数。衡量反应同等性的标准在 0 ~ 1。

卫生经费资助的公平性。一个家庭全部卫生支出包括通过所得税、增值税、消费税、社会保险捐助、私人自愿保险和现金支付对卫生系统资金的花费。家庭的资金捐助[2]分布公平性由一个指数表示,指数在 0 ~ 1 之间,计算公式:

$$资金捐助的公平性 = \left[ 1 - 4 \sum_{i=1}^{n} |C_{hi} - \bar{C}_h|^3 / 0.125n \right] \qquad (3.2)$$

其中,$C_{hi}$ 是某一个给定家庭的资金捐助,$\bar{C}_h$ 是家庭间平均资金捐助。1 表示完全相等的家庭捐助,0 表示比被研究的国家中不同等程度最高国家的同等程度更低的同等程度。

---

[1] Gakidou EE, Murray CJL, Frenk J. Defining and measuring health inequality. An approach based on the distribution of health expectancy. Bulletin of the World Health Organazation,2000,78(1):42 ~ 54.

[2] 一个家庭的卫生捐助,定义为家庭全部卫生支出对他的固定维持生活以外收入的比率。

卫生系统的整体业绩,反映的是卫生水平、卫生分布、反应水平、反应分布和资金捐助公平性成就的合成标准,根据对100多个国家的1000多个公共卫生从业者的调查,5种要素权重分别是卫生水平(25%)、卫生分布(25%)、反应水平(12.5%)、反应分布(12.5%)和资金捐助公平性(25%)。

按照卫生水平评价的效能指数说明残疾调整期望寿命所衡量的卫生系统将支出转化为健康效能。卫生水平评价的效能定义为卫生成就水平与最高效的卫生系统能达到的卫生水平的比率。分子是一个国家被观察到的残疾调整期望寿命和在一个缺乏起作用的现代卫生系统、以教育为代表的其他影响卫生系统的非卫生系统起作用的系统中观察到的残疾调整期望寿命之间的差值。分母是在被观察的每一个国家的人均卫生支出水平所可能达到的最长残疾调整期望寿命和缺乏起作用的卫生系统情况下的残疾调整期望寿命之间的差值。

### 四、卫生绩效评价结果与争议

WHO依据新的评价框架和指标对世界191个国家进行了卫生服务绩效评价。日本、澳大利亚和法国在健康水平指标排名居前3位,智利、英国与日本在健康分布指标上排在前3名,水平反应性指标排名是美国、瑞士和卢森堡,反应性分布指标阿拉伯联合酋长国、保加利亚位居前两名,筹资的公平性哥伦比亚和卢森堡居前两位。在卫生系统总体效能上日本、瑞士和挪威位列前3名。

《2000年世界卫生报告》中1997年中国卫生系统总体绩效排在144位,筹资的公平性最差,排在188位,在191给国家中倒数第4位(表3.5)。但是各个国家对卫生绩效的排名引起了很大争议,也遭到了不少国家的强烈反对,主要原因在于:

其一,数据可靠性不高。由于卫生系统的信息不完整,收集困难,难以提供详细的反映其真实情况的数据,特别是一些发展中国家更是如此。

其二,调查范围过小。WHO 1999 年在一些国家组织了小样本的调查,并根据小样本对一些国家和地区进行估算和类推,结果的有效性值得探讨。

其三,与实际绩效有出入。根据各国的绩效指数高低进行排序,最后结果与一些国家在这个地区的相邻国家的实际情况相比出入较大。

尽管如此,WHO 提供的绩效评价框架和指标引起了许多国家的重视和兴趣,纷纷与 WHO 开展合作,共同寻求提高卫生系统绩效路径,以应对未来的挑战。

表 3.5　WHO 卫生绩效评价中国(1997 年)排名

| 指标 | 评价结果 | 排序 |
|---|---|---|
| 健康水平 | 残疾调整年期望寿命 62.3 岁 | 82 |
| 健康分布 | 儿童存活同等性 0.782(0.648~0.918) | 101 |
| 反应水平 | 5.2(4.79~5.58) | 88~89 |
| 反应分布 | 0.911(0.899~0.922) | 105~106 |
| 捐资公平性 | 0.638(0.472~0.774) | 188 |
| 整体达标成就 | 67.5(65.2~69.6) | 132 |
| 人均卫生费用 | 20 美元 | 139 |
| 健康水平评估效能 | 0.800(0.782~0.813) | 61 |
| 卫生系统整体效能 | 0.484(0.375~0.567) | 144 |

注:括号里面的数字表示不确定范围。

资料来源　世界卫生织织.王汝宽,等,译.2000 年世界卫生报告 卫生系统:改进业绩.北京:人民卫生出版社,2000.

● □ 中国农村卫生财政支出效果启示录

# 第三节　国际卫生绩效评估实践的启示

　　我国卫生系统的绩效评价尚处于探索阶段，研究还比较少，相应的绩效评价工具开发进展缓慢，缺乏权威的评价体系，特别是对于财政农村卫生支出的绩效评价更是一个崭新的课题。经过多年的发展，国外卫生绩效评价的理论愈加成熟，方法更趋完善。评价方式更加主动，评价指标发展到以公平、质量、效率为主，充分体现患者权益和医疗安全等多维、立体、综合的指标体系。他山之石，可以攻玉，发达国家和世界卫生组织的卫生绩效评价实践，给我们构建中国农村卫生绩效评价框架和指标设计提供了有益的启示。

## 一、注重公平和服务质量

　　卫生系统对于保护公民健康有着不可替代的作用，卫生系统绩效的改善将极大地提高公民的健康水平，节约有限的公共资源。一个卫生系统如果只把其服务对象限定于某一些特定的人群，就会失去公平性，最好的选择是在保持公平和效率兼顾的情况下提高卫生服务质量。

　　从英国、美国等世界上发达国家和世界卫生组织的绩效评价实践不难看出，虽然各个国家都不尽相同，但是指标设计都体现了寻求公平、效率、效果和服务质量的统一。根据世界卫生组织2000年的评价，对比美国和澳大利亚几个指标可以看出：反映不同人群健康水平的卫生分布美国排在 32 位，澳大利亚排在 17 位；资金捐助的公平性两个国家都排在 3～38 位；整体达标成就美国排在 15 位，澳大利亚排在 12 位；卫生系统整体绩效美国排在 37 位，澳大利亚排在 32 位。

　　为了评价公平性，这些国家成立了专门的研究机构。

　　英国的健康发展机构（Health development agency，HAD）就负

责对英国卫生的不公平性进行研究,对卫生不公平的概念进行了界定,提出了评价框架及相关政策[1]。1998年政府发布了《我们的健康国家绿皮书》(Our Health Nation Green Paper)提出了促进健康、降低不平等的37项具体措施。

美国则在1980年制定了第一个国家卫生10年目标《国家的目标:健康促进、疾病预防》,以后每10年修订一次,并把绩效的评价从单纯的健康质量结果扩大到健康过程,把居民生活质量和公平性等列入其中。

在评价指标的设置上,无论是英国还是澳大利亚还是世界卫生组织,都把公平、效率、服务质量作为重要维度来衡量。比如反映卫生服务的可及性指标、反映病人等待时间的指标、反映筹资公平的指标等,这些框架里无不渗透着公平、效率的内涵,不仅体现了卫生机构的经济价值,更体现了政治、伦理和生态价值取向。

而我国卫生领域在资源的投入上就存在着明显的差异,农村卫生投入严重不足。

据统计2007年卫生投入城乡比3.45∶1;人均卫生投入城市是农村的4.25倍;政府卫生投入2007年563.14亿元,占农村卫生投入比重为22.21%,政府投入过低影响了农村卫生筹资的公平性。而且由于存在信息不对称,医疗机构出于自利的目的套取财政资金,政府难以监管,整体效率低下,正如《医疗卫生绿皮书》指出的"十年医改,确实造成了医疗服务公平性下降和卫生投入的宏观效率低下等诸多问题"。

因此在我国进行农村卫生财政支出绩效评价和难度比较大,进行指标设计时需要重点对农村卫生的公平性和效率进行测量,以发挥有限的财政资金使用效率,提高国民健康水平。

---

[1]Hilary Graham and Michael P Kelly, NHS. Health Development Agency, 2004.

### 二、体现以病人为本的思想

卫生体制的首要目标就是通过提供卫生服务提高人民的健康水平。与一般服务对象不同,卫生系统有着特殊的社会服务对象病人。任何人都有患病的可能,并不因为你是富人就不会患病,也并不因为你是穷人就能够逃避疾病的侵袭,只不过穷人在疾病面前更容易失去做人的尊严。

在对病人进行治疗过程中,要时刻注意满足病人的需要,以顾客为导向,充分尊重病人的尊严。因为患者在就医过程中,不仅需要得到及时诊疗和有效护理,而且更需要在精神上得到关怀和呵护,看病不是修理机器,医生不能作纯技术专家。

从国际上先进的经验来看,无论是世界卫生组织还是几个发达国家,在进行绩效评价时都考虑到了病人的感受。在他们的指标体系里都有反映尊严的指标。比如世界卫生组织用尊严、自主和保密 3 个指标反映对病人的尊重,用即时注意、基本舒适度、保健期间社会支持网络的可用性以及对保健提供者的选择 4 个指标体现顾客导向。澳大利亚用 0~14 岁儿童麻疹免疫接种告知率,12 个月儿童安全免疫接种率,从市场上撤销或要求改进的产品(包括药品和医疗服务)的数量等指标从安全性、适应性多方面体现顾客需求,以病人为本。美国也用类似的指标,比如通过医生是否从来或者偶尔听取患者(成人、小孩)意见,解释疑惑的比例等体现对病人的尊重。

我国农村医疗卫生资源正处在短缺、社会医疗保障水平较低时期,新农合的推行,使得农民们亦可享受到最基本的医疗服务。但是也应该看到病人的需求并没有体现在政策中,还存在保障水平低,报销手续多,报销时间较长,还需要现有农民垫付资金再报销,以大病为主,轻视预防等的弊端,这样不利于农民健康水平的提高和新农合的普及。在对卫生系统评价时,要充分考虑农民的实际需求,指标设计应该充分尊重病人,提高整个卫生系统的反应性,并把绩效评价结果作为财政拨付资金的依据。

### 三、评估主体多元化

卫生系统的绩效评估在 2000 年以前,主要是由政府主导、支持和组织,各个卫生专业协会负责具体操作,而且大多在政府的强烈要求下被动评价。2000 年以后,一些专业的团体开始提出自己的绩效评价方案,政府也开始购买或者采用行业协会的绩效评价方案作为政府制定相关政策的重要依据,实现了从单一评价主体向多元评价主体的转化。

而且,为了增加评审的科学性和合理性,体现多数人的意见,各个国家的评审团体吸纳了更多专业背景的成员,从单一的卫生系统人员评价转向具有各个专业背景人员组成的复合型评价。如美国医疗机构联合评审委员会包括医学专业人员,同时吸纳了律师、法学专家、大学校长、基金会主席、社会知名人士等共同参与评审工作。

英国在进行绩效评价时,卫生机构、各初级卫生保健机构、医疗机构联合体,以及地方参与机构都可以参与绩效评价。而且还有一些独立机构,如国家临床质量研究所、健康促进委员会,来加强对 NHS 系统的管理、评价和提高其服务质量。2005 年卫生保健委员会对英国国内的急诊机构、流动医院,专科医师,精神卫生保健机构以及初级卫生保健联合体实施了评价,为参众两院制定优先发展目标提供了参考。

澳大利亚也建立了有经验丰富的医学专业人员组成独立于政府的国家临床研究所(NICS),他们与临床医生合作致力于缩短或弥补医疗卫生服务提供过程中证据与实践之间的差距,提供有效地实施改善医疗卫生服务策略的证据。由来自于政府机构、土著健康组织和消费者机构的代表组成的国家卫生重点行动委员会(NHPAC),重点关注特殊人群的医疗卫生绩效的改善,为国家医疗卫生重点领域的合作和发展的提供建议。

我国现在进行卫生绩效的评价,大多数是系统内部上级对下级进行评价,评价主体单一,缺乏外部独立的评价,而且多是政绩的考核,与西方国家所讲的绩效还有一定距离。评价的结果主要用于卫生行政部门,医院管理者、投资者等,还没有扩及公众,国家也没有建立起公共报告制度。

没有专门的绩效评价机构,再加上受到卫生补偿政策等方面的限制,卫生绩效评价权威性不够,相应的权威机构缺乏动力要求我国引入多元化的评价主体。财政部门作为公共资金的提供者,为了提高财政资金的使用效率,有权利对农村卫生支出进行评价。在评价的过程中,应该注重独立机构的作用,评价人员的构成也应该由不同领域的专家组成。

### 四、良好的法律环境

完善的法律环境和专门的评价机构是改善绩效的有效保证。各国绩效评价能够取得成功与其所具有的完善法律环境,评价的制度化和法制化不无关系,主要表现在立法支持、权威评价机构的设置和具体评价框架、计划的完善。

国外的绩效评价十分重视法律保障,各国纷纷制定法律为政府开展绩效评价保驾护航。1993 年美国国会就通过了政府绩效评价方面的法律——《政府绩效与成果法案》[①],使美国政府绩效评估和管理走上了法制化轨道;英国 1997 年颁布的《地方政府法》创造了最佳评价制度,改革了地方财政;1989 年以来新西兰相继出台的《公共财政法》和《财政责任法》等也都为各自国家的绩效评价提供了有力的法律保障。

---

①包国宪,鲍静.政府绩效评价与行政管理体制改革[M].北京:中国社会科学出版社,2008:6.

为了保证绩效评价的顺利推进,除了立法上给予支持外,很多国家也制定了相应的计划、框架和指南等确保绩效评价顺利开展。如英国1991年以后相继开展公民宪章运动,颁布了《政府现代化》白皮书(1993年)、《绩效审计指南》和《绩效审计手册》(1997年)等一系列指南,构建了英国绩效评价框架和指标体系;加拿大政府20世纪90年代以后颁布《绩效审计指南》《绩效审计法》加强对绩效评价的指导;澳大利亚通过《财务管理改进计划》和《项目管理预算》等的实施支持公共支出绩效评价。

不仅如此,各国也都建立了专门的绩效评价机构,如美国的国家绩效评审委员会(NPR)和管理与预算局、英国的执行局、荷兰的特别行动管理局以及丹麦的契约局等实施绩效评价。

在良好法律环境的支持下,发达国家卫生系统绩效工作取得了很好的成绩,资金效率得到提高,公民健康得到改善。在我国缺乏有关卫生绩效框架和评价的法律性文件,没有全国统一的卫生绩效评价法规。卫生部在20世纪80年代末,借鉴国际医院评价经验,制定了我国《医院分级管理办法(试行草案)》和《综合医院分级管理标准(试行草案)》,由各级卫生主管部门对辖区内的医疗机构进行评审,明确了评价主体和权限,但这还不是真正的绩效评价。

# 第四章 农村卫生财政支出绩效评估技术

从国外先进的经验来看,要对农村卫生财政支出进行科学的绩效评估,提高评估的可靠性和有效性,必须选定适当的方法。在绩效评价实践中,评估方法由最初的定性评价发展到现在的定量评价,评价的科学性不断提高,层次分析法、数据包络分析法、模糊数学法、神经网络分析和遗传算法等 10 多种方法各具特色,但是至今还没有一种能够满足绩效评估实践所有要求的评估方法,主要原因在于在评价时对指标的赋权存在主观性。

本章首先分析农村卫生财政支出绩效评价的特殊性和目的,然后以数据包络分析法模型为基础,结合灰色理论的基本原理,构建一个基于灰色关联约束锥的 DEA 模型,以克服传统 DEA 模型指标赋权的主观性缺陷,为客观评价农村卫生财政支出绩效提供技术支持。

# 第一节　农村卫生财政支出评价的特殊性和目标

作为财政支出的一个重要组成部分,财政卫生支出承担着为国民提供基本的医疗保障,保证公民公平地享受基本医疗服务的重任,但是由于长期存在的重视城市轻视农村的配置政策,加上数据的限制,使得对农村卫生财政支出的绩效进行评价更困难,因此要对农村卫生财政支出绩效进行评价,就要认识到农村卫生财政支出评价的特殊性和目标。

## 一、农村卫生财政支出评价的必要性

随着我国城市化进程的加快,虽然城乡人口比例差相对缩小,但是没有根本改变我国二元社会的现实,大部分人仍旧生活在农村。而在医疗卫生领域,政府的投入与占人口众多的农村居民应该享受的服务相比并不适宜,因此检验有限的农村卫生财政支出是否高效地发挥了其功能,保证了农村居民的健康显得更有必要,具体表现在以下 3 个方面。

（一）有助于社会和谐发展,提高财政效率

和谐社会需要保证社会成员的基本权利,保证他们享有大致相同的基本发展机会,保证他们都能够接受教育、医疗,平等地参与市场竞争和社会生活,依靠法律和制度来维护自己的合法权益。政府理应为大众创造一个尽可能公平竞争的起点,通过市场机制,实现公平和有效率的资源配置。

不可否认的是,经历了 30 多年连续高速增长的中国经济,极大地改善了人民的生活,但是这种成果并没有使所有的人公平地分享。农民在社会收入分配中处于不利的地位,农民不仅收入增长缓慢,城乡收入差距和健康状况的差距也在拉大。而由于缺乏健全的医疗养老保障体系,医疗费用居高不下,再加上疾病的不可预测性,影响了农村居民的消费预期,使得农民在收入不高的情况下,不得不储蓄以养老防病,这就更加降低了农民的消费能力和意愿,使得农村消费低迷,不利于经济发展和和谐社会建设。

为了构建农村医疗保障体系,国家自 2004 年起连续提高对新农村合作医疗的补助,强力推进农村医疗保障体制建设,试图在最短的时间内建立农村医疗保障体系,因此当务之急是把有限的农村卫生财政资金用好。但是,这些财政资金的最终结果如何,是否能真正促进农民健康,财政资金效率是否达到了政策制定者的预期目标,需要对资金的运转过程和结果进行评测,以期寻求更佳的政策组合。

(二)有助于健全公共财政体制,深化公共支出管理改革

随着我国财政收入管理逐渐规范化,财政收入稳定持续增长,财政支出规模也不断扩大,深化公共支出管理改革的要求日益迫切,其重要性日益突出,但是对如何加强公共支出的管理特别是对公共支出效率的研究还处在开始阶段。

与此同时,作为调整宏观经济的一个有力的政策工具,财政部门的活动也会影响到其他部门活动和民众的预期。政府如果提供完全免费医疗保障有可能诱导患者过度耗费公共医疗资源,影响到医疗领域的资源配置效率。

我国卫生费用的核算研究开始比较晚,时间序列数据不完整。从公开数据里,研究者很难查到年度农村卫生财政支出的数额、资金到位率和具体的投入方向和项目。从 20 世纪 80 年代中国政府与世界银行合作开始核算卫生费用开始到现在,除了最近几年的新农村合作医疗资金总额外,其他年份财政投向农村卫生医疗的资金总额和具体投向,很难给出一个具体的数额,这不利于提高财政资金的使用效率和支出管理的效率。而进行财政支出绩效评价有助于完善公共财政框架,深化财政支出改革,提高财政资金效率。

（三）有利于实行绩效预算，加强监督

现代社会，政府要履行好其社会管理和公共服务的职能，满足人民生活需要，必须把政府的行为置于公众监督之下，因为只有通过对公共支出的过程和结果的考评，才能了解政府的职能履行效率和效果，避免公共权力的滥用。国家预算和决算详细记录了政府年度财政活动，这为评价和监督政府绩效提供了很好的工具和平台。因此，以提高财政资金使用效率为基本取向的政府预算管理制度——绩效预算就成了各国政府的共同选择[①]。

对政府公共支出进行绩效评价，是实行绩效预算的基础，决定了绩效预算模式下财政资源配置的科学性和合理性。虽然我国现在还没有全面推行绩效预算，但是从长期看，实行绩效预算势在必行，建立和完善政府公共支出绩效评价制度和科学、合理、规范的绩效评价体系，可以为我国建立绩效预算奠定基础。作为财政支出的一部分，对农村卫生财政支出进行评价可以为其他公共职能的绩效评价提供借鉴。

预算本质上是一种法律承诺，需要建立在监督之上。规范有效的监督是健全公共财政管理体制的重要保障。财政监督活动应该贯穿于整个财政资金供应活动的链条，从政策制定、预算制定到执行整个过程，从而实现对公共支出的规范化、制度化和科学化管理。对农村卫生财政支出进行绩效评价更应该推行绩效预算，以提高财政资金使用效率，保证最基本的农村医疗体制有效运行。

## 二、农村卫生财政支出绩效评价的特殊性

农村卫生财政支出绩效评价既不同于财政支出绩效评价和卫生系统绩效评价，也不同于财政卫生支出绩效评价，而是具有自己的特殊性，体现在 3 个方面：

---

[①]张志超.美国政府绩效预算的理论与实际[M].北京：中国财政经济出版社，2006：4.

（一）评价对象是农村卫生财政支出

评价对象的特殊性决定了农村卫生财政支出绩效评价与财政支出绩效评价、卫生系统绩效评价和财政卫生支出绩效评价的差别。

卫生系统绩效评价是对整个卫生系统状况进行的评价，涉及的不仅是财政卫生支出，还有社会、个人卫生支出，涉及医疗卫生领域的各个参与主体。从筹资的来源来看，卫生系统的绩效评价分为财政卫生支出绩效、个人卫生支出绩效和社会卫生支出绩效；从参与的机构来看，卫生系统的绩效分为政府财政部门、预防与控制中心、医院、乡镇卫生院、社区医院等的绩效评价。

财政支出绩效评价则是对财政资金整体运转状况进行的评价。财政卫生支出和农村卫生财政支出只是整个财政资金的一部分，从这里说财政卫生支出评价是财政支出绩效的一个子集，而农村卫生财政支出绩效是财政卫生支出绩效的一个子集，并不能代表整个财政卫生支出的绩效。

（二）评价的重点是公平性和有效性

一个有效的卫生系统应该是一个负担公平、服务可及、公民满意和反应迅速的卫生保障体系。作为国家财政部门，给全体国民提供最基本的医疗保障必然要追求效率和公平的统一，农村卫生财政支出绩效也应该关注公平性、服务的可及性和公民的满意度、反应性。但是，由于资料的欠缺及其他原因，我们无法进行全面详尽地评价，评价重点只能放在公平性、有效性和服务的可及性上。作为财政投入到卫生系统的资金效率，发达国家和世界卫生组织对卫生系统绩效评价实践时并没有提及，只是在筹资的公平性上对个人、社会和财政的分担比例进行了评价，以体现财政对卫生事业的支持是国家的责任。

（三）评价难度大

对农村卫生财政支出进行评价，只有知道投入的公共财政资源总量和结构,才能有效地进行评价。而我们看到的资料中财政卫生投入只有总量,没有具体的结构,并且医疗资源本身具有外溢效应,农民患病可以到城里就医,享受城市卫生资源,也加大了单纯评价农村卫生财政支出绩效的难度,况且影响健康的其他因素也不容忽视。

尽管我们在一开始就对研究领域进行了界定,但是要获得有效数据还是很难,在不能获得直接数据的情况下,只能采取变通的办法进行,这会影响到评价结果的公正性。在我国现行医疗资源配置条件下,有可能出现财政对农村卫生的支持力度比较小,而绩效却很好的状况,城市虽然资源占优势,出现资源浪费、效率低下的现象,因为健康改善因素绝不仅仅是财政支出的结果,所以评价时只能假定在其他条件相同的情况下进行,不然任何评价都是没有意义的。

### 三、农村卫生财政支出绩效评价目标

既然农村卫生财政支出的绩效评价不同于整个卫生系统的绩效评价也不同于财政卫生支出绩效评价,那么农村卫生财政支出绩效评价的目标应该体现什么方面呢? 笔者认为,我国农村卫生财政支出的绩效评价应该达到两个目的,即实现健康公平,确保人人享有最基本的医疗保障和财政效率的统一。

（一）确保人人享有健康

建立"人人享有健康"的保障制度是政府提供给国民的基本产品,是公平在健康领域的体现,无论你属于农村还是城市居民都能享受到政府提供的最基本的医疗服务和保障,以保证公民最基本的健康需求。

确保人人享有健康的保证需要建立可及的普遍服务医疗服务体系。在城市经过多年的建设已经形成了初步的医疗保障体系,而农村的医疗保障在 2003 年以前和旧的农村合作医疗消失以后

的时间里是完全缺失的,卫生基础设施,高技术的医疗设备,高素质的医疗卫生人员、护士和管理人员过于集中在城市,出现了农村医疗资源短缺,城市资源拥挤的双重困境。占全国70%的农村居民只享有30%的公共卫生资源,长期以来没有医疗保障,健康改善完全依靠自己的能力负担,这本身就说明有失公允。"因病致贫、看不起病、看病难看病贵"不仅严重影响了农村居民健康改善,还影响到农村居民的消费能力。

财政卫生资金是公共资源,支出应该体现公平的原则,这种公平在医疗卫生领域的体现就是公平的城乡卫生资源配置,公平的卫生政策。我们要进行农村卫生财政支出绩效评价就是要对政府支出公平性进行检验,以检验政府是否提供了公平、可及的卫生服务,是否能够让更多的人群享受到改革的成果。当然,公平性的评价很难用一两个指标来表示,而且医疗卫生体制的特殊性也使得评价公平性的难度加大。

(二)提高财政资金效率

效率是从事一项活动所投入的时间、物质、精力和金钱与取得效果的比,在同样的条件下,同样的投入效果越大效率越高。财政效率是公共效果与公共资源投入的比。

政府支出的效率是否有效可以从3个方面衡量:一是政府支出如果增加了公共利益,就是有效的行为,否则就是无效率的;二是政府办事花的钱是不是成本最小化,如果还有成本缩小的空间那就是无效率的;三是支出的效果是否如目标所愿,达到了预期目标就是有效的。

我国在公共财政建设过程中逐渐开始重视对绩效评价研究,以期提高财政效率,优化资源配置。进行农村卫生财政支出的绩效评价目的就是检验政府的支出效果是否达到了帕累托最优,是否还有改进的空间,是不是有效地提供了农村居民最基本的医疗保障,是否满足了农村居民的健康需求。

农村卫生财政支出的规模很小,为了保障农民健康更加需要提高效率。

从 2003 年开始新农合的补助投入大幅度增加,2011 年国家把补助资金从 2010 年的 120 元提高到 200 元[①],可见政府的决心和重视程度。但是无论是在整个卫生投入中的比重还是在政府卫生投入中的比重都不高。因此,发挥有限的资金提高绩效对于农村卫生财政支出更有重要意义。

# 第二节 评估技术模型的理论基础

数据包络分析是应用十分广泛的绩效评估模型,但是由于在评价时包含着对各个因素等同权重的假设,忽视了实际权重的差异,影响了评价的结果。本节将从数据包络分析的概念出发,分析几种改变等权重方法的优缺点,然后分析灰色理论能够改变传统数据包络分析和人工赋权对评价结果所造成偏差的原理,为下面评估技术模型提供理论支持。

## 一、DEA 模型

数据包络分析,是美国著名运筹学家 A. 查尼斯(A. Charnes)等人于 1978 年提出的,主要用于评价同类部门或单位间的相对有效性。利用 DEA 的基本理论、输入和输出数据建立的 DEA 模型,可以进行经济分析和效率评价。$C^2R$ 模型[②]是 DEA 的基本模型,以后的 DEA 都是在这个模型的基础上发展起来的,它包含了 DEA 的基本思想。

---

①国务院办公厅.关于印发医药卫生体制五项重点改革 2011 年度主要工作安排的通知. http://www. gov. cn/zwgk/2011 – 02/17/content_1805068. htm.

②$C^2R$ 是由 A. Charnes,W. W. Cooper 和 E. Rhodes 提出来的。

假设有 $n$ 个从事同一生产活动的决策单元 $DMU_i$($i = 1, 2, \cdots,$ $n$),每一个决策单元需要的投入要素有 $m$ 种,得到的产出有 $s$ 种,分别记第 $i$ 个决策单元的投入向量和产出向量为 $X_i$ 和 $Y_i$,即 $X_i = (x_{1i}, x_{2i}, \cdots, x_{mi})^T$ 和 $Y_i = (y_{1i}, y_{2i}, \cdots, y_{si})^T$,$x_{ji}$ 表示第 $i$ 个决策单元投入第 $j$($j = 1, 2, \cdots, m$)种要素总量,$y_{ri}$ 表示第 $i$ 个决策单元的第 $r$($r = 1, 2, \cdots, s$)种产出总量。

从生产过程来看,投入意味着资源的消耗,因此产出一定的情况下,$X_i = (x_{1i}, x_{2i}, \cdots, x_{mi})^T$ 是越少表示效率越高,产出则是投入结果的表现,因此在投入一定的条件下,$Y_i = (y_{1i}, y_{2i}, \cdots, y_{si})^T$ 越多效率越高。如果我们记 $v = (v_1, v_2, \cdots, v_m)^T$,$u = (u_1, u_2, \cdots, u_m)^T$ 分别为 $m$ 种投入要素和 $s$ 种产出的权向量,那么决策单元 $DMU_i$ 的效率评价指数为:

$$h_i = \frac{u^T Y_i}{v^T X_i}, i = 1, 2, \cdots, n; v \in E^m, u \in E^s \tag{4.1}$$

效率评价指数的含义表明了在选定的权系数向量的条件下,投入和产出的比值。因此,适当的选择权重就显得尤为重要。

要得到一个决策单元的效率评价,可以通过线性规划来解决。即要评价的决策单元 $DMU_{i0}$ 为 $DMU_0$,投入为 $X_0$,产出为 $Y_0$,则可以构造一个线性规划 $P$:

$$(P) \begin{cases} \max \quad \mu^T Y_0 = V_P \\ \text{s. t. } \omega^T X_i - \mu^T Y_i \geqslant 0, i = 1, 2, \cdots, n \\ \omega^T X_0 = 1 \\ \omega^T \leqslant 0, \mu^T \geqslant 0 \end{cases} \tag{4.2}$$

如果以上的线性规划有可行解,并且最优解满足 $V_D = V_P$,得到 $DEA$ 有效性的判断方法:如果规划 $P$ 的最优解 $\omega^0$ 和 $\mu^0$ 满足 $\mu^{0T} Y_0 = V_P = 1$,那么 $DMU_{i0}$ 为弱 $DEA$ 有效,如果规划 $P$ 的最优解 $\omega^0$ 和 $\mu^0$ 满足 $\mu^{0T} Y_0 = V_P = 1$,且 $\omega^0 > 0, \mu^0 > 0$,那么 $DMU_{i0}$ 为 $DEA$

有效[①]。

## 二、DEA 中权重的确定

DEA 模型对评价多目标决策有效性的广泛应用,成为在管理科学领域进行有效性评价最有作用的工具之一。但是,由于 DEA 模型在进行相对有效性评价时包含的对输入和输出指标的权重等同性的假设,与实际情况并不相符合,因此需要对输入和输出的指标权重进行限制,以体现决策的科学性。典型的约束方法模型有 $C^2WH$ 模型、带有 AHP 约束锥的 DEA 模型、基于 Campos 指数的模糊 DEA 模型等。

### (一) $C^2WH$ 模型

$C^2WH$ 模型是一个带有锥比率约束的 DEA 模型[②],与 $C^2R$ 模型相比 $C^2WH$ 不仅具有一般性而且能够在评价时体现决策者的偏好。$C^2WH$ 在美国财政管理体制的效率评价中得到成功应用。建立模型的基本思想是虽然两种输入或输出的权重的重要性不同,但是可以认为重要性的比应在某个区间。

假设,$V \subset E_m^+, U \subset E_n^+$ 是闭凸锥,$E_m^+, E_n^+$ 分别为 $m, n$ 维正向量空间,并且有 $\mathrm{Int}V \neq \varnothing, \mathrm{Int}U \neq \varnothing, H$ 和 $\delta_i = (0, \cdots, 0, 1, 0, \cdots 0)^T \in -K^* (i = 1, 2, \cdots, n)$,其中 $K^* = \{x | x^T y < 0, \forall y \in K\}$,是 $K$ 的负极锥。那么决策单元锥比率约束的 $C^2WH$ 模型的规划 $P$:

$$(P) \begin{cases} \max \quad \mu^T Y_0 = V_P \\ \text{s. t. } \omega^T X - \mu^T Y \in K \\ \omega^T X = 1 \\ \omega \in V, \mu \in U \end{cases} \quad (4.3)$$

---

[①]魏权龄,岳明.DEA 概论与 $C^2R$ 模型——数据包络分析(一)[J].系统工程理论与实践,1989(1).

[②]该模型由 A. Charnes, W. W. Cooper 和魏权龄等于 1989 年提出。

如果该规划最优解为 $\omega^0,\mu^0$,那么 $V_P=1$,决策单元为弱 DEA 有效;如果 $V_P=1,\omega^0\in IntV,\mu^0\in IntU$,那么决策单元为 DEA 有效。基于锥比率的 $DEA$ 模型 $C^2WH$ 由于能体现出决策者的偏好,在实际决策与评价中更加实用灵活。

(二)AHP 约束锥的 DEA 模型①

AHP 依赖于人的主观判断,分析过程能够充分体现决策者的偏好,缺少客观性,而 DEA 模型则是完全依赖客观数据,选择最有利的权重进行评价,两者都有很明显的不足,吴育华(1999)根据锥约束的 DEA②,把 AHP 运用到 DEA 中,构建了一个基于 AHP 约束锥的 DEA 模型。

假定有 $n$ 个评价单元 $DMU_i(i=1,2,\cdots,n)$,输入 $X=(X_1,X_2,\cdots,X_n)$ 输出 $Y=(Y_1,Y_2,\cdots,Y_n)$;每个评价单元都有 $m$ 种输入和 $s$ 种输出,指标集分别为 $I=\{1,2,\cdots,m\}$ 和 $R=\{1,2,\cdots,s\}$,即有 $X_j=(x_{1j},x_{2j},\cdots,x_{mj})^T,Y_j=(y_{1j},y_{2j},\cdots,y_{sj})^T$。

根据 AHP 的原理,利用输入指标 $I$ 和 $R$ 建立两个9标度判断矩阵:$\bar{C}_m=(c_{ij})_{m\times m},(c_{ij}=c_{ij}^{-1}>0,c_{ij}=1)$ 和 $\bar{B}_s=(b_{ij})_{s\times s},(b_{ji}=b_{ii}^{-1}>0,b_{ij}=1)$,设 $\lambda_C,\lambda_B$ 分别为判断矩阵的最大特征值,并令 $C=\bar{C}_m-\lambda_C E_m,B=\bar{B}_s-\lambda_B E_s,E_m,E_s$ 分别为 $m$ 阶和 $s$ 阶单位矩阵,从而构建了一个 AHP 约束锥(多面闭凸锥):

$$CW\geq 0,W=(w_1,w_2,\cdots,w_m)^T\geq 0$$
$$B\mu\geq 0,\mu=(\mu_1,\mu_2,\cdots,\mu_s)^T\geq 0$$

加上 AHP 约束锥后,变成带有 AHP 约束锥的 DEA 模型(凸

①吴育华,曾祥云,宋继旺.带有 AHP 约束锥的 DEA 模型[J].系统科学与工程,1999(12):330-333.

②A. Charnes,W. W. Cooper et al. Cone ratio data envelopment analysis and multiobjective programming[J]. International Journal of Systems Science, 1989, 20(7): 1099-1118.

规划 D）：

$$(D)\begin{cases} \max \quad \mu^T Y_{i0} + \Delta\mu_0 = V_P \\ \text{s. t. } W^T X_i - \mu^T Y_i - \Delta\mu_0 \geqslant 0 \\ W^T X_{i0} = 1 \\ W \in V = \{ W \mid CW \geqslant 0, W > 0 \} \\ \mu \in U = \{ \mu \mid B\mu \geqslant 0, \mu > 0 \} \end{cases} \quad (4.4)$$

用 AHP 约束锥的 DEA 模型进行评价，可以体现决策者的偏好，定性分析与定量分析相结合，操作简便，增加了决策的科学性。

（三）Campos 指数的模糊 DEA 模型[1]

根据 DEA 的基本原理，在产出不变的条件下，如果评价单元不能使各投入按照某一比例减少，那么评价单元为 DEA 有效，即：在确定的条件下，决策单元相对于前沿面的偏离来源于非有效。但实际上，有的决策单元相对于前沿面的偏离来源于输入和输出要素的非精确性[2]。

假设，有 $n$ 个决策单元 DMU（$\mathrm{DMU}_i (i = 1, 2, \cdots, n)$），每个单元都有 $m$ 种输入和 $s$ 种输出，模糊输入向量 $\tilde{X}_i = (\tilde{x}_{1i}, \tilde{x}_{2i}, \cdots, \tilde{x}_{mi})^T$，$i = 1, 2, \cdots, n$ 和输出向量 $\tilde{Y}_i = (\tilde{y}_{1i}, \tilde{y}_{2i}, \cdots, \tilde{y}_{si})^T$，$i = 1, 2, \cdots, n$，$\tilde{x}_{ji}, \tilde{y}_{ri}$ 为模糊数。那么对于 $\forall \alpha (\alpha \in (0, 1])$，$\tilde{x}_{ji}, \tilde{y}_{ri}$ 的 $\alpha$ 截集的右界与左界都存在，就可以在模糊生产可能集 $T$ 内：

$$T = \{ (\tilde{X}, \tilde{Y}) \mid \sum_{i=1}^{n} \lambda_i \tilde{X} < \tilde{X}, \tilde{Y} < \sum_{i=1}^{n} \lambda_i \tilde{Y}_i, \sum_{i=1}^{n} \lambda_i = 1, \lambda_i \geqslant 0, i = 1, 2, \cdots, n \}$$

建立一个模糊约束的 DEA 模型。

但是，模糊集之间不是全序关系，而是各结构下的半序关系，因此要找到满足模糊偏好的 DMU 的有效性，获得全序需要有一

[1]张茂勤,李金光,尚文娟.基于 Campos 指数的模糊 DEA[J].系统工程理论与实践,2004,(4):41-48.
[2]周黔,王应明.区间 DEA 模型研究[J].预测,2001(20):78-80.

个合理的效用函数进行测量,引入 Campos 提出的平均效用指数 $V_P^k$[1]:

$$V_P^k(\tilde{A}) = \int_r f_{\tilde{A}}(\alpha)\,\mathrm{d}_{P_{(\alpha)}}$$

这个指数可以由决策者偏好决定,灵活地选择确定模糊集的均值。

由于在 $V_P^k$ 意义下,$\tilde{A}_i < \tilde{A}_j$ 等价于 $V_P^k(\tilde{A}_i) \leqslant V_P^k(\tilde{A}_j)$,对以上的模型进行进一步的约束可以得到一个基于 Campos 指数的 DEA:

$$(P_c)\begin{cases} \min\ \theta \\ \mathrm{s.t.}\ \ V_P^k\left|\sum_{i=1}^n \lambda_i \tilde{X}_i\right| < V_P^k(\theta\tilde{X}_0) \\ \quad V_P^k(\tilde{Y}_0) \leqslant V_P^k\left|\sum_{i=1}^n \lambda_i \tilde{Y}_i\right| \\ \quad \sum_{i=1}^n \lambda_i = 1 \\ \quad \lambda_i \geqslant 0, i = 1,2,\cdots,n \end{cases} \qquad (4.5)$$

$\theta$ 就是在 $V_P^k$ 下评价单元 $DMU_i$ 的效率指数,当 $\theta^* = 1$ 时 DEA 有效,当 $\theta^* < 1$,称弱 DEA 有效。

除了这 3 种的约束权重以外还有很多种方法,比如具有三角模糊数要素的 DEA、支配机会约束锥的 DEA、$C^2WH - DA$ 约束锥的 DEA 模型等,其基本的思想都是在原来的 DEA 模型基础上,加上不同的偏好约束,以实现 DEA 评价是决策者的偏好。

(四)几种 DEA 权重方法的评价

对这几种约束方法来说,在实践中都体现了一定的决策者偏好,克服了传统的 DEA 模型对权重等同的内涵假设,更符合实际

[1]Campos L M. A subjective approach for ranking fuzzy numbers[J]. Fuzzy Sets and Systems, 1989, 29: 145 – 153.

运行情况。综合来看,既有优点也有不足,主要表现在:

其一,优点突出。如 AHP 约束锥的 DEA 实用性、灵活性强,不仅能进行定性分析还能进行定量分析,输入的信息依赖于决策者的选择与判断,步骤简单,容易掌握。Campos 指数的模糊 DEA 模型,从直观上解释了决策单元相对于生产前沿面的偏离不仅受到确定性因素的影响,还受到非确定性因素影响。

其二,每种模型也有自己的局限性。比如 AHP 的 DEA 模型也有像 AHP 中遇到的判断矩阵一致性的可靠性评价、标度评价的同一性问题;Campos 指数的模糊 DEA 模型的准确性依赖于决策者的知识、经验和掌握的信息,有可能增加决策的盲目性等。

最重要的是人们在寻求 DEA 模型权重的过程中,本质上都采用了主观的赋权方法。这样做尽管可以解决指标间的非等同性问题,但是同时也使 DEA 的客观性遭到破坏。因此,需要找到一种客观地选择指标的权重的方法,使 DEA 在客观赋权的前提下进行有效性评价。

### 三、灰色关联理论

既然上面分析的几种方法都无法保证权重的客观性,那么,找到一种客观赋权的方法,使它既能克服传统 DEA 权重等同性的不足,赋予不同指标不同的权重,体现指标重要性的差异,又能保持 DEA 的客观性就成了一种选择。

邓聚龙教授提出的灰色理论的分析方法由于其无须事先评分,依据数据本身的重要性自动赋权,从而为相对客观地 DEA 权重的赋权提供了一种途径。

（一）经济学的灰色常态性

邓聚龙(1982)在《灰色系统的控制问题》和《灰色控制系统》的论文中提出了灰色理论,与模糊数学、粗糙集、未确知数学等不确定性系统不同,灰色理论以"'部分信息已知,部分信息未知'的小样本,'贫信息不确定性'系统为研究对象,通过对已有信息的生成开发,提取有价值的信息,实现对系统行为规律的认识"①。

　　灰色理论认为世界的信息可以用颜色的深浅来表示信息的透明程度。用"黑"表示信息未知,用"白"表示信息完全明确,用"灰"表示信息部分明确、部分不明确。因此信息明确的系统可以称为白系统,信息未知的系统则被称为黑系统,部分信息明确、部分不明确的系统就称作灰色系统。现实世界大量存在的"部分信息已知,部分未知"的"小样本","贫信息"灰色系统,就为灰色理论提供了丰富的对象,通过对已有信息的生成、开发从而实现对世界的确切描述和认识。

　　在经济学领域,信息不完全通常是经常的,完全的信息只是理想中的模式。比如价格体系的调整或改革,常常因为缺乏民众心理承受的信息,以及某些商品价格的变动对其他商品影响的确切信息而举步维艰;在证券市场上,即使最高明的分析人员也难以把握金融政策、利率、企业改革、政治风云和国际市场的变化对市场的影响;在医疗卫生领域,灰色信息更是常态,医疗卫生是一个有着特殊的技术的行业,一般人没有那种技术,在医生出于私利的情况下,很有可能出现过度需求和诱导需求。

　　对我国来说,财政领域的投入也是灰色的,本来财政预算和决算的数据应该公开,以便接受立法机关和人民的监督,但是现在我们所知道仅仅是一个总的数字,比如财政行政管理费用、社会保障、国防等总费用,具体的投向却很少知道,这样的灰色信息既不利于监督也不利于提高财政资金的使用效率,为进行财政资金使用效率的评价增加了难度。

　　(二)灰色关联分析原理

　　我们生活在如社会系统、经济系统、农业系统和卫生系统等组

①刘思峰,谢乃明,等.灰色系统理论及其应用[M].北京:科学出版社,2008:2.

成的世界里。我们要评价的对象农村卫生财政支出是里面一个小的子系统,如果要用数理统计中的回归、方差、主成分分析一般都需要大量的数据,如果数据不足就会造成结果与实际不相符,难以发现真正规律,而且还要受到数据要服从某一典型分布的限制。

我国公开的财政统计数据十分有限,有关于农村卫生的数据也很少,比如仅就财政投入到农村卫生的数据来讲,也只有 1998 年以后投入总量,而且还有些年份缺失,现有的数据灰度较大,加上 2003 年以后政策因素的强力介入,对新农合的补助资金大幅度提高,许多数据都出现超常规增加,人为因素较强。这样的"小样本、贫信息"的特征恰好适合灰色理论的研究,所以采用这种方法是一种新的尝试。正是这种灰色的属性,使我们利用灰色系统理论提出的关联分析方法对研究对象进行分析成为可能。

灰色关联分析的基本思想就是根据事物或因素的时间序列曲线几何形状的相似程度来判定它们之间的关联度,如果曲线接近,形状类似,则相应序列的关联度就大,在系统影响因素中所获的权重也越大;反之,关联度越小,则权重也越小。所以关联分析实质上是"基于行为因子序列的微观或宏观几何接近,以分析和确定因子间的影响程度或因子对行为的贡献程度而进行的一种分析方法。其主要目的是对态势发展变化的分析,也就是对系统动态发展过程的量化分析"[1]。通过图 4.1 可以看出灰色关联分析的基本思想。

假定有 4 个序列 $X_0$、$X_1$、$X_2$ 和 $X_3$。要判断 $X_1$、$X_2$ 和 $X_3$ 这 3 个序列与 $X_0$ 的相似程度谁最大。其中:$X_0 = (18, 20, 22, 35, 41, 46)^T$,$X_1 = (8, 11, 12, 17, 24, 29)^T$,$X_2 = (4, 3, 5, 6, 11, 17)^T$ 和 $X_3 = (6, 6, 5, 12, 6, 10)^T$,从曲线的发展趋势可以看出,$X_0$ 和 $X_1$ 非常像

①李学全,李松仁,韩旭里. 灰色系统理论研究:灰色关联度[J]. 系统理论工程与实践,1995,(11):91-95.

与 $X_2$ 和 $X_3$ 差别比较大,因此 $X_0$ 和 $X_1$ 的关联度大于 $X_0$ 与 $X_2$ 和 $X_3$ 的关联度,如果把 $X_1$、$X_2$ 和 $X_3$ 作为影响 $X_0$ 的因素分析的话,$X_1$ 无疑是所有因素里面最重要的,进行赋权的话也是最重的。

用这种方法进行度量因素之间关联度,不容易受评判人员主观影响,因此,运用灰色关联确定的 DEA 权重能够相对客观地反映指标之间的内在结构关系。

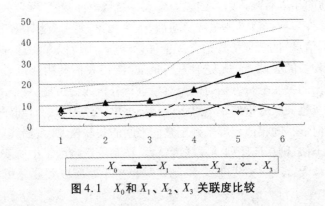

图 4.1　$X_0$ 和 $X_1$、$X_2$、$X_3$ 关联度比较

灰色关联度分析不仅比较序列在数值上对参考数列的贡献,而且更为重要的是动态地从各个比较数列的发展趋势上做了比较。

## 第三节　灰色约束锥的 DEA 模型构建

灰色关联分析的基本原理为我们构建一个基于灰色约束锥的 DEA 模型提供了依据,要进行农村卫生财政支出绩效评价的灰色约束锥的 DEA 模型构建,首先要选择灰色关联度,构建一个关联约束锥,然后再用线性规划的原理进行模型构建。

## 一、灰色关联度算法

灰色关联分析是通过灰色关联度来实现的,灰色关联度是描述系统因素间的关系密切程度和系统变化态势的度量,主要体现在二者间大小变化和发展趋势的相似性。从灰色理论发展到现在,关于灰色关联度的计算法不断完善和改进,不同的学者提出了不同的计算方法,也得到了许多的关联度,比较典型的有邓氏关联度、绝对关联度、斜率关联度、T型关联度和改进关联度等。

假设系统特征序列为: $X_0 = (x_0(1), x_0(2), \cdots, x_0(n))$

相关因素序列为: $X_i = (x_i(1), x_i(2), \cdots, x_i(n))(i = 1, 2, \cdots, m)$

### (一) 邓氏灰色关联度

邓氏关联度是最早提出的关联度模型,体现了灰色理论最基本的特征,重点讨论了点点之间的距离对灰色关联度的影响。如果对任意一个 $\beta \in [0, 1]$,那么 $\gamma(x_0(k), x_i(k))$ 是比较序列 $X_i$ 对于参考序列 $X_0$ 在第 $k$ 点的灰色关联系数:

$$\gamma(x_0(k), x_i(k)) =$$

$$\frac{\min\limits_{i} \min\limits_{k}\{|X_0(k) - X_i(k)|\} + \beta \max\limits_{i} \max\limits_{k}\{|X_0(k) - X_i(k)|\}}{\{|X_0(k) - X_i(k)|\} + \beta \max\limits_{i} \max\limits_{k}\{|X_0(k) - X_i(k)|\}} =$$

$$\frac{\min\limits_{i} \min\limits_{k}\Delta_{0i}(k) + \beta \max\limits_{i} \max\limits_{k}\Delta_{0i}(k)}{\Delta_{0i}(k) + \beta \max\limits_{i} \max\limits_{k}\Delta_{0i}(k)}$$

$\gamma(X_0, X_i)$ 为 $X_i$ 对 $X_0$ 的灰色关联度:

$$\gamma(X_0, X_i) = \frac{1}{n} \sum_{k=1}^{n} \gamma(x_0(k), x_i(k)) \tag{4.6}$$

其中 $\beta$ 为分辨系数, $\gamma(x_0(k), x_i(k))$ 的大小和区间可以由分辨系数调节, $\gamma(x_0(k), x_i(k))$ 的下界随 $\beta$ 的增大而增大,随着下界的增大,分辨率将会变低,分辨效果下降。一般的,取 $\beta = 0.5$ 就可以得到满意的分辨率,如果分辨系数趋向于无穷时,所有的

$\gamma(x_0(k), x_i(k))$ 趋向于1,灰色关联系数成为一个点,灰色关联分析也将无法进行。[①]

**(二) 绝对关联度**

假定有一个序列 $X_j = (x(1), x(2), \cdots, x(n))$,记 $S_j = \int_1^n (X_j - x_j(1)) \mathrm{d}_t$,其中 $X_j - x_j(1) = (x_j(1) - x_j(1), x_j(2) - x_j(1), \cdots, x_j(n) - x_j(1))$,那么 $X_j$ 为增长序列时,有 $S_j \geq 0$;$X_j$ 为衰减序列时,有 $S_j \leq 0$;$X_j$ 为震荡序列时,$S_j$ 则符号不定。

如果把序列 $X_j$ 的各个观测数据之间时距的和命名为 $X_j$ 的长度,[②]那么对于两个长度相同的序列 $X_i$ 和 $X_0$ 而言,记 $X_j^0 = X_j D = (x_j^0(1), x_j^0(2), \cdots, x_j^0(n))$ 为 $X_j$ 的始点零化像,其中 $x_j^0(k)\mathrm{d} = x_j^0(k) - x_j^0(1)$,$X_i$ 对 $X_0$ 的灰色关联度就可以用以下公式来计算:

$$\gamma_i = \frac{1 + |S_0| + |S_i|}{1 + |S_0| + |S_i| + |S_i - S_0|} \quad (4.7)$$

其中:$|S_0| = |\sum_{k=2}^{n-1} x_0^0(k) + \frac{1}{2} x_0^0(n)|$, $|S_i| = |\sum_{k=2}^{n-1} x_i^0(k) + \frac{1}{2} x_i^0(n)|$

$|S_i - S_0| = |\sum_{k=2}^{n-1} (x_i^0(k) - x_0^0(k)) + \frac{1}{2}(x_i^0(n) - x_0^0(n))|$

本质上,绝对关联度主要是用两条序列折线之间所夹的面积的大小来衡量两序列间关联性的大小。灰色绝对关联度 $0 < \gamma_i \leq 1$,关联度的值和序列的形状有关,与空间位置无关,因此平移并不改变绝对关联度的值,序列的几何相似度越大,关联度越大。等时距序列和非等时距序列都可以用,时距不等于1一般可以化成时

①吕锋.灰色系统关联度之分辨系统的研究[J].系统工程理论与实践,1997(6):49 - 54.

②刘思峰,谢乃明,等.灰色系统理论及其应用[M].北京:科学出版社,2008:54.

距为 1 的序列进行计算。

（三）T 型关联度

唐五湘认为邓氏灰色关联度受到两极最小、最大绝对差的影响比较大，如果数据出现某个极大值或极小值，将会对关联度的准确性产生影响，并且其关联度的取值范围在 0 和 1 之间，意味着当事物间出现负相关时，将无法得出正确的结论。因此，应该对此方法进行改进，提出了 T 型关联度的概念和算法。

T 型关联度的基本思想是根据因素的时间序列曲线的相对变化接近程度来计算关联度。对于离散时间序列，如果两个序列对应时段 $\Delta t_k = t_k - t_{k-1}$ 原始变量标准化以后的增量程度相等或接近，那么在时段间的关联系数越大。因此，两序列的关联度就是 $\Delta t_k$ 间关联系数的加权平均数，权重为 $\Delta t_k$[①]。

因此，$X_i$ 对 $X_0$ 的灰色关联系数就可以用以下公式来计算：

$$\eta(t_k) = \begin{cases} \mathrm{sgn}(\Delta y_0(t_k) \cdot \Delta y_1(t_k)) \cdot \dfrac{\min(|\Delta y_0(t_k)|, |\Delta y_1(t_k)|)}{\max(|\Delta y_0(t_k)|, |\Delta y_1(t_k)|)} \\ 0 \quad (\Delta y_0(t_k)\Delta y_1(t_k) = 0) \end{cases}$$

(4.8)

其中：$\Delta y_i = \dfrac{x_i(t_k) - x_i(t_{k-1})}{\dfrac{1}{n-1}\sum\limits_{k=2}^{n}|x_i(t_k) - x_i(t_{k-1})|}$ $i = 1,2,\cdots,m; k = 2,3,\cdots,n$

$\mathrm{sgn}\Delta y_0(t_k) \cdot \Delta y_1(t_k))$ 表示关联系数的符号，如果 $\Delta y_0(t_k) \cdot \Delta y_1(t_k) > 0$ 表示正关联，在 $\Delta t_k$ 间序列是同向变化；反之，则表示负关联。

$X_i$ 对 $X_0$ 的灰色关联度为 $\gamma(X_0, X_i)$，则：$\gamma(X_0, X_i) = \dfrac{1}{b-a} \cdot$

$\sum\limits_{k=2}^{n}\Delta t_k \cdot \eta(t_k)$

---

①唐五湘.T 型关联度及其计算方法[J].数理统计与管理,1995(01).

（四）改进的 T 型关联度

改进的灰色 T 型关联度，采用 T 型关联度模型的基本思想，结合了肖新平提出的灰色关联度模型①的优点，利用序列增量构成比和构成差定义关联系数。

假定时间序列在时间 $[a,b]$ 区间上，有系统行为序列 $X_0$ 和比较序列 $X_i$，$X_i$ 在时段 $\Delta t_k = t_k - t_{k-1}$ 的增量为：

$$y_i(t_k) = x_i(t_k) - x_i(t_{k-1}) \quad k = 1,2,\cdots,n; i = 1,2,\cdots,m$$

增量绝对值的平均值记为 $D_i : D_i = \dfrac{\sum\limits_{k=2}^{n} |y_i(t_k)|}{n-1}$

序列在 $\Delta t_k = t_k - t_{k-1}$ 增量的均值化为 $z_k : z_k = y_i(t_k)/D_i$

$X_i$ 对 $X_0$ 的灰色关联系数就可以用以下公式来计算：

$$\eta(t_k) = \begin{cases} \mathrm{sgn}(z_0(t_k) \cdot z_i(t_k)) \dfrac{1}{1 + \frac{1}{2}\|z_0(t_k)| - |z_i(t_k)\| + \frac{1}{2}|1 - \frac{\min(|z_0(t_k)|,|z_i(t_k)|)}{\max(|z_0(t_k)|,|z_i(t_k)|)}|}; \\ \qquad\qquad\qquad z_0(t_k), z_i(t_k) \text{不同时为} 0 \\ 1 \qquad\qquad\qquad ; z_0(t_k), z_i(t_k) \text{同时为} 0 \end{cases}$$

从公式可以看出，增量的构成差 $\|z_0(t_k)| - |z_i(t_k)\|$ 和增量的构成比 $|1 - \dfrac{\min(|z_0(t_k)|,|z_i(t_k)|)}{\max(|z_0(t_k)|,|z_i(t_k)|)}|$ 共同决定了灰色关联系数的大小，如果两者同时等于 0，那么灰色关联系数变化成 1；$z_0(t_k) \cdot z_i(t_k)$ 决定了符号变化方向，如果大于 0，则表示序列同方向变化。

因此，$X_i$ 对 $X_0$ 的改进灰色 T 型关联度是 $\gamma(X_0, X_i)$：

$$\gamma(X_0, X_i) = \frac{1}{b-a}\sum_{k=2}^{n} \Delta t_k \cdot \eta(t_k) \qquad (4.9)$$

如果，$-1 \leqslant \gamma(X_0, X_i) < 0$，那么序列灰色负相关；$0 < \gamma(X_0, X_i) \leqslant 1$，那么序列灰色正相关；$\gamma(X_0, X_i) = 0$，序列无相关。

①肖新平,谢录臣,黄定荣.灰色关联度计算的改进及其应用[J].数理统计与管理,1995,14(5):27-30.

## 二、灰色关联度的选择

关联度的量化模型的选择关系到关联分析的结果,所以要认真选择。通过分析可以发现,灰色关联度的计算方法尽管很多,但是基本的思想都源于这几种算法,特别是邓氏灰色关联算法是这些改进的基础。比较几种算法来看,每种算法都不是很完善,这说明对于灰色关联的计算还需要进一步讨论。

这几种算法的规范性、时序效应一直是学者们争论的焦点,在这里并不打算进行算法优化,而是想把灰色关联用于 DEA 的模型,以便建立一个灰色约束锥的 DEA 模型对农村卫生财政支出的绩效进行评价。因此,根据算法的完善性、计算量、关联值的离散度和应用情况 4 个方面做出的初步评价[①],见表4.1:

### 表4.1　关联度算法比较

| 算法 | 完善性 | 计算量 | 离散度 | 应用情况 |
| --- | --- | --- | --- | --- |
| 邓氏关联度 | 好 | 较小 | 较小 | 很好 |
| 绝对关联度 | 好 | 小 | 小 | 好 |
| T 型关联度 | 一般 | 较小 | 大 | 好 |
| 改进关联度 | 一般 | 大 | 小 | 一般 |

从表里的分析结果,并结合本研究的数据量,决定选择邓氏关联度,来构建灰色关联约束锥,主要在于计算量小,算法成熟,离散度较小,与实际应用情况结合得好,而且邓氏关联度也最能体现灰色理论的基本思想。

## 三、灰色约束锥的 DEA 模型构建

选定了邓氏灰色关联度,首先就要构建一个邓氏灰色约束锥。

---

①肖新平.关于灰色关联量化模型的理论和评价[J].系统工程理论与实践,1997(8):76-81.

然后在和 $C^2WH$ 结合构建 DEA 模型。

假设有 $n$ 个决策单元 $DMU_i(i=1,2,\cdots,n)$，每个决策单元都有 $m$ 种类型的输入和 $s$ 种类型的输出，第 $i$ 个决策单元的输入和输出向量分别是 $X_i$ 和 $Y_i$，$X_i=(x_{1i},x_{2i},\cdots,x_{mi})^T$ 和 $Y_i=(y_{1i},y_{2i},\cdots,y_{si})^T$；$x_{ji}$ 表示第 $i$ 个决策单元输入第 $j(j=1,2,\cdots,m)$ 种要素总量，$y_{ri}$ 表示第 $i$ 个决策单元的第 $r(r=1,2,\cdots,s)$ 种输出总量。$v=(v_1,v_2,\cdots,v_m)^T$，$u=(u_1,u_2,\cdots,u_s)^T$ 分别为 $m$ 种投入要素和 $s$ 种产出的权向量，并且为变量。

（一）灰色关联度计算

在进行 *DEA* 评价时需要计算投入和输出的指标的权重。根据邓氏灰色关联度的计算方法，构建灰色关联约束锥。

假设有投入和产出的参考因素序列 $X_0=(x_{10},x_{20},\cdots,x_{m0})^T$，产出的参考因素序列 $Y_0=(y_{10},y_{20},\cdots,y_{s0})^T$，比较因素序列第 $i$ 个决策单元的投入 $X_i=(x_{10},x_{20},\cdots,x_{mi})^T$ 和产出 $Y_i=(y_{1i},y_{2i},\cdots,y_{si})^T$。要想计算灰色关联度首先对参考因素序列 $X_0$ 和 $Y_0$，相关因素 $X_i$ 和 $Y_i$ 进行均值化得到一个新的序列（原序列的初值像）：

$$X'_0=\frac{X_0}{x_{10}}=(x'_{10},x'_{20},\cdots,x'_{m0})^T$$

$$Y'_0=\frac{Y_0}{y_{10}}=(y'_{10},y'_{20},\cdots,y'_{s0})^T$$

$$X'_i=\frac{X_i}{x_{1i}}=(x'_{1i},x'_{2i},\cdots,x'_{mi})^T \quad i=1,2,\cdots,n$$

$$Y'_i=\frac{Y_i}{y_{1i}}=(y'_{1i},y'_{2i},\cdots,y'_{si})^T \quad i=1,2,\cdots,n$$

由此可以得到投入和产出参考因素序列和比较序列的初值像序列的绝对差序列，为 $\Delta_i(X)$ 和 $\Delta_i(Y)$：

$$\Delta_i(X)=(|x'_{10}-x'_{1i}|,|x'_{20}-x'_{2i}|,\cdots,|x'_{m0}-x'_{mi}|)^T \quad i=1,2,\cdots,n$$

$$\Delta_i(Y) = (\,|\,y'_{10} - y'_{1i}\,|,\,|\,y'_{20} - y'_{2i}\,|,\cdots,\,|\,y'_{s0} - y'_{si}\,|\,)^T \quad i = 1,$$
$2,\cdots,n$

相应的有两极最大差和最小差 $\Delta\min(X)$ 和 $\Delta\max(X)$，$\Delta\min$ $(Y)$ 和 $\Delta\max(Y)$，其中：

$$\Delta\min(X) = \min_j \min_i \{\Delta_{ji}(X)\},\ \Delta\max(X) = \max_j \max_i \{\Delta_{ji}(X)\}$$
$j = 1,2,\cdots,m$

$$\Delta\min(Y) = \min_r \min_i \{\Delta_{ri}(Y)\},\ \Delta\max(Y) = \max_r \max_i \{\Delta_{ri}(Y)\}$$
$r = 1,2,\cdots,s$

因此，$X_i$ 对 $X_0$ 的关联系数 $\gamma(x_{j0},x_{ji})$ 和 $Y_i$ 对 $Y_0$ 的关联系数 $\gamma$ $(y_{j0},y_{ji})$ 为：

$$\gamma(x_{j0},x_{ji}) = \frac{\Delta\min(X) + \rho\Delta\max(X)}{\Delta_i(X) + \rho\Delta\max(X)} \quad \rho \in (0,1);j = 1,2,\cdots,$$
$m;i = 1,2,\cdots,n$

$$\gamma(y_{r0},y_{ri}) = \frac{\Delta\min(Y) + \zeta\Delta\max(Y)}{\Delta_{ri}(Y) + \zeta\Delta\max(Y)} \quad \zeta \in (0,1);r = 1,2,\cdots,s;$$
$i = 1,2,\cdots,n$

相应的 $X_i$ 对 $X_0$ 和 $Y_i$ 对 $Y_0$ 的灰色关联度：

$$\gamma_j = \gamma(X_0,X_i) = \frac{1}{n}\sum_{i=1}^{n}\gamma(x_{j0},x_{ji}) \quad j = 1,2,\cdots,m;i = 1,2,\cdots,n$$

$$\gamma_r = \gamma(Y_0,Y_i) = \frac{1}{n}\sum_{i=1}^{n}\gamma(y_{r0},y_{ri}) \quad r = 1,2,\cdots,s;i = 1,2,\cdots,n$$

(二)构建灰色关联锥

由上面的灰色关联系数我们可以得到输入数据 $x_{ji}$ 和输出数据 $y_{ri}$ 的灰色关联矩阵：

$$F_X = \begin{bmatrix} \gamma_{11} & \cdots & \gamma_{m1} \\ \vdots & & \vdots \\ \gamma_{1n} & \cdots & \gamma_{mn} \end{bmatrix}^T \quad F_Y = \begin{bmatrix} \gamma_{11} & \cdots & \gamma_{s1} \\ \vdots & & \vdots \\ \gamma_{1n} & \cdots & \gamma_{sn} \end{bmatrix}^T$$

129

实际上，$(\gamma_{j1} \quad \gamma_{j2} \quad \cdots \quad \gamma_{jn})^T$ 是 $n$ 个决策单元的第 $j$ 个指标以 $X'_{j0}$ 为参考因素序列，以 $X'_{ji}$ 为比较因素序列的灰色关联度，反映了每一个决策单元的第 $j$ 个实际值与理想值的关联程度，因此它的平均值 $\gamma_j = \frac{1}{n}\sum_{i=1}^{n}\gamma_{ji}$，就表明了第 $j$ 类指标在整个指标空间 $v$ 所占比重，将 $\gamma_j$ 归一化处理，可以得到输入指标权重 $w_j = \gamma_j / \sum_{j=1}^{m}\gamma_j$。同理也可以得到输出均值 $w_r = \frac{1}{n}\sum_{i=1}^{n}\gamma_{ji}$ 和各因素权重 $w_r = \gamma_r / \sum_{r=1}^{s}\gamma_r$。但是这是归一后的权重，而在 DEA 模型里权重没有归一化。因此写成比例的形式 $w_j = v_j / \sum_{j=1}^{m}v_j, w_r = u_r / \sum_{r=1}^{s}u_r$，$v$ 和 $u$ 表示输入和输出的权重，然后可以把比例式改写成线形，并令输入和输出权重系数矩阵分别为 $A$ 和 $B$，$Av \geq 0, v = (v_1, v_2, \cdots, v_m) \geq 0$，以及 $B\mu \geq 0, u = (u_1, u_2, \cdots, u_s) \geq 0$，构成灰色关联闭凸锥。

（三）灰色约束锥的 DEA 模型

根据 $C^2WH$ 模型，构建带有灰色约束锥的 $DEA$ 模型，即：

$$
\begin{cases}
\max \quad (\mu^T Y_0 + \mu_0 L) \\
\text{s. t. } (v^T X_j - \mu^T Y_j - \mu_0 L) \in k \\
v^T X_0 = 1 \\
v \in V, u \in U, j = 1, 2, \cdots, n
\end{cases}
\tag{4.10}
$$

其中，$L = 0$ 为 $C^2R$ 模型，$L = 1$ 为 $C^2GS^2$ 模型，$X_j$ 和 $Y_j$ 分别为输入和输出指标矩阵；$m, n, s$ 分别为单元数、输入维数、输出维数；$V \subset E_n^+$ 为闭凸锥，称输入锥，$\text{int}V \neq \varnothing$；$E_m^+, E_n^+, E_s^+$ 分别表示 $m$, $n, s$ 维正向量空间，且有 $V = \{v | Av \geq 0\}$，$U = \{u | Bu \geq 0\}$，$K = \{k | Rk \geq 0\}$，其中，$A, B, R$ 分别为方阵 $m \times m, s \times s, n \times n$。称上述模型为带有灰色约束锥的 DEA 模型。

其对偶模型如下：

$$
\begin{cases}
\min \theta \\
\text{s. t. } \sum_{j=1}^{n} \lambda_j X_j - \theta X_0 \in V^* \\
\quad -\sum_{i=1}^{n} \lambda_j Y_j + Y_0 \in U^* \\
L \sum_{i=1}^{n} \lambda_j = L \\
\lambda = (\lambda_1, \lambda_2, \cdots, \lambda_n)^T \in -K^*
\end{cases}
\tag{4.11}
$$

其中 $V^* = \{A^T v \mid v \leqslant 0\}$，$U^* = \{B^T u \mid u \leqslant 0\}$，$K^* = \{R^T k \mid k \leqslant 0\}$ 分别为 $V, U, K$ 的导锥。$L = 0$ 或者 1。

这个带有灰色约束锥的 DEA 就是我们对农村卫生财政支出有效性评价的理论模型,以下的章节将会根据实际的数据,对模型进行检验并对财政支出绩效进行实证分析。

# 第五章 农村卫生财政支出绩效实证分析

　　如何优化配置公共财政资源,提高财政资金效率,是每一个政府都必须面对的现实问题。我国用于公共卫生的财政资源与用在其他方面的相比比例很低,而用于农村卫生的财政资金更少,所以农村卫生财政支出能否高效率地转化成商品和服务,为农民提供健康保障,显得更为重要。

　　在选定了评价的技术手段以后,本章将会对农村卫生财政支出绩效进行评价。首先对农村卫生财政支出投入和产出进行分析,在此基础上构建一个评价框架模型和指标体系;接着根据模型框架对农村卫生财政支出的绩效进行评价,以检验农村卫生财政支出是否有效地改善了农民健康状况。

# 第一节 农村卫生财政支出评价框架和指标体系

进行绩效评价需要设计一套能反映投入与产出的指标体系，以检验农村卫生财政支出过程和结果是否达到预期政策目标。以下从农村卫生财政投入和产出过程分析出发，结合农村卫生财政支出绩效评估指标体系的构建原则，对绩效评价总体框架和指标体系进行了探索。

## 一、农村卫生财政投入和产出分析

### （一）投入分析

现行的农村卫生财政投入由基本补助经费、农村卫生专项经费、新农合政府补助和农村其他卫生事业补助4部分组成（如图5.1所示）[1]。其中，基本补助经费是各级政府财政部门通过预算，向卫生部门所属的农村各类医疗卫生机构提供的经常性财政预算补助，用于农村防病治病、保障农村居民身体健康，包括县医院、县中医院和乡镇卫生院的差额补助，以及县防治防疫机构、县妇幼保健机构、县卫生监督机构、县卫生进修学校和其他卫生机构的预算补助。专项补助经费是为了农村卫生发展建设的投资性补助和其他专项补助，包括县医院、县中医院、乡镇卫生院的设备购置拨款、房屋设备维修拨款，社会医疗欠费拨款、用于农村地区公共卫生各类专项资金和其他拨款。新农合政府补助是以参保人群数量为基础对当地新农合制度所给予的财政资助。

农村其他的补助是由发展与改革委员会、民政部、农业部、爱国卫生运动委员会、残疾人联合会等相关部门针对农村重点卫生问题，筹集和资助的卫生专项拨款。主要是用于农村基本建设投

---

[1]张振忠.中国卫生费用核算研究报告[M].北京:人民卫生出版社,2009:54.

资(农村三项建设)、计划生育、卫生扶贫、饮用水改水、食用碘盐和残联农村康复等。其中,农村卫生三项建设费由发展与改革委员会下拨,用于加强农村卫生服务提供能力。农村卫生扶贫济困资金由国家财政扶贫资金支出,主要用于农村卫生的扶贫济困,包括农村特困医疗救助资金。残联农村卫生康复投入则是由残疾人联合会向卫生领域投入的一定规模的资金,用于农村残疾人肢体康复、失明儿童的眼睛复明工程,碘缺乏病人的碘丸服用等项目。

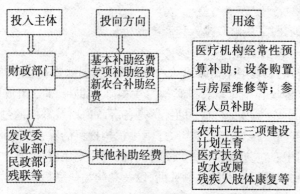

**图5.1 政府农村卫生投入主体、方向和用途**

可以看出,我国农村卫生经费投入的复杂性和来源渠道的多样性,也预示了核算财政资金投向农村卫生医疗事业的难度。理论上讲,发展和改革委员会、农业部、民政部和其他部门的资金,都来源于财政部门,因此只要通过财政部门的预算和决算都可以轻易地找到财政资金支出数据,但是由于预算不公开,我们无法找到详细的数据进行分析。

(二)产出分析

农村卫生财政投入的产出,可以分成直接产出和间接产出(如图5.2所示)。直接产出就是各种医疗机构,包括人力资源和

物质资源,如县医院、县中医院、县卫生防疫机构、乡卫生院,卫生
医疗服务人员,以及各个医疗机构的固定资产;间接产出就是居民
医疗服务的可及性、婴儿死亡率、孕产妇死亡率、期望寿命等健康
指标。

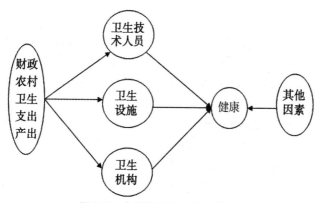

图5.2　农村卫生财政支出产出

　　政府的财政资金投入以后并不直接对居民的健康产生影响,
需要借助医疗卫生机构提供服务,保证居民的健康被改善。从这
个意义上说,政府和医疗机构、居民之间具有委托代理关系。居民
把公共权力委托给政府,政府又把提供医疗服务权力委托给医疗
防疫机构,由各个机构提供医疗服务。
　　医疗机构是开展医疗服务的基本场所,如果没有足够的医疗
卫生机构将难以提供有效的医疗服务,特别是在广大农村地区,建
立分布合理的医疗机构网点是体现国民医疗服务可及性的重要表
现。根据《2009 中国卫生统计年鉴》统计显示,2008 年全国有县
医院 5868 个,提供病床数 691781 张;专科疾病防治医院 535 个,
病床数 6387 张;乡镇卫生院 39080 个,其中政府主办的有 37887
个,病床数 846856 张,这些医疗机构几乎全是国家主办,私人办的

很少。因此在进行评价时我们可以忽略农村地区的私人医疗机构，并不对计入评价单元的医疗机构的性质进行区分。

医疗机构的建立只是提供了一个硬件平台，还需要大量的医疗服务人员利用这个平台和设备进行医疗服务。新中国成立之初所取得农村卫生工作的巨大成就和大量的赤脚医生不无关系。高素质的医疗服务人员是提供高质量的医疗服务的必要保证。根据《2009 中国卫生统计年鉴》显示，2008 年乡镇卫生院拥有 903725 名卫生技术人员，其中执业（助理）医师 405023 名，注册护士 187544 名。但是执业医师中 48% 的人，注册护士的 74% 是中专学历，学历层次不高；县级地区每千人口拥有卫生技术人员 2.21 名，注册护士 0.58 名，正是这些基数众多的卫生人员提供了最基本的医疗服务，保护了公民的健康。

医疗机构、医疗设施和卫生技术人员组成提供服务的直接主体，国家的医疗卫生目标的实现依靠这些因素的组合向国民提供服务，进行治疗疾病和预防。因此这些因素的组合能否良好地发挥其功能是确保医疗服务质量的前提。

作为农村卫生财政支出的间接产出健康，恰是财政对提供农村卫生服务的目的。尽管健康的决定因素很多，但是政府的支持无疑是建立医疗防护体制最直接、最有效的途径。我国旧的农村合作医疗的解体就是缺乏必要的资金支持，财政缺位，而现在新农合的迅速推开普及说明财政大力支持的作用无法替代。

## 二、绩效指标设计原则

代表性原则。可用来评价卫生支出绩效的指标有很多，但是要建立一套评价指标体系不可能选取所有的指标。因为体系的构建并不是所有可计算的指标的简单堆砌，而应该尽量选取少量，能够具有代表政府卫生支出整体绩效的指标。

可行性原则。我们所要建立的评价指标体系主要是为了对政府的卫生支出实际效果进行测量和监控,以评价政府资金是否达到预期效果,从而为进一步制定政策提供参考,因此,指标的选取,应该注意相关资料获得的难易程度,使指标具有易得性、可比性,使绩效评价更容易进行。

科学性原则。指标的设计是一个复杂的系统工程,要科学全面反映所评价对象的整体情况。所设计的指标要具有完备性,不能残缺不全,要有创新精神、理论依据,同时还要反映实际情况。指标之间既相互独立又相互联系,共同构成一个有机整体。这也是体现政府卫生支出绩效,衡量政府卫生支出实际工作的关键。

导向性原则。指标体系不仅具有评价功能,还应该具有导向性功能,即对政府卫生支出管理工作起到监督和导向作用,促使农村卫生财政支出管理规范化,以获取最佳绩效目标。

动态性原则。指标并不是固定不变的,只是在一定时期内相对稳定,在保证评价体系的基本框架稳定的前提下,指标和指标的权重标准值等也会随着社会经济的发展而有所变化,以体现时代特征。

### 三、绩效评价框架和指标体系

从当前国内外卫生领域绩效评价实践来看,虽然关于绩效评价的概念和分析框架很多,但是大多数都是围绕促进健康这一个主题。Li 和 Benton 提出的内部和外部绩效考核框架,Donabedian 等提出的结构指标、过程指标和结果指标的理论框架,"3E"评价法(经济性、效率性和效果性),以及 OECD 组织提出的"蜘蛛网"分析框架等在世界范围内不同程度地被直接引用和糅合运用[1]。

我们在借鉴 WHO、OECD 组织以及美国、澳大利亚、加拿大等

---

[1]刘运国,张亮,姚岚. 初级卫生保健机构绩效评价[M]. 北京:中国财政经济出版社,2007:25.

国对卫生系统绩效评价的思想、理论框架的基础上,联系我国建设公共财政的使命和社会责任,以及构建社会医疗卫生普遍服务体系,建设服务型政府的目标,为保证国民基本健康需求,充分体现公共财政为公众的特征,建立一个农村卫生财政支出评价的框架模型和相应的指标体系。

建立的评价框架模型主要基于财政作为国家参与经济社会的一个重要部门,它有为全体公民提供最基本的公共服务和产品的职责的理念。因此,向全体公民提供无差异的、普遍的、可及的医疗服务也就成了考核政府正确履行其职责的一个重要标志。为此,一个有效的农村卫生财政支出评价的框架应该从以下两个维度来考察:即公平维度和效率维度(如图 5.3 所示)。

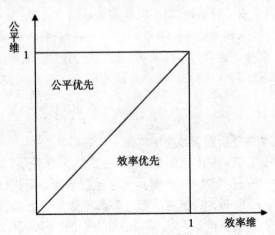

图 5.3　农村卫生财政支出绩效评价框架模型

这个模型框架为进行农村卫生财政支出绩效评价提供了基本的思路,首先需要对公平和效率维度进行评价,然后再对整个系统进行综合评价。

公平维度主要是通过描述城乡公共卫生资源配置公平性和健

康差距,衡量公共财政卫生资源在城乡间公平配置程度和健康差距程度;效率维度主要通过农村卫生财政支出所形成的医疗机构、医务人员等医疗资源对农村居民健康改善程度测算财政支出效率,判断政府是否向农村居民提供了有效的、可及的医疗卫生保健,履行了自己的职责。这个框架体现了财政支出公平和效率的统一,并且通过这个框架还可以分析政府卫生支出的政策倾向。

根据这个评价框架以及选择指标的原则,我们选取了以下指标体系,对我国农村卫生财政支出绩效进行评价(如表5.1)。

表5.1　农村卫生财政支出绩效评价指标

| 评价维度 | | 指标 |
|---|---|---|
| 公平维度 $X_1$ | 资源配置公平 $X_{11}$ (0.33) | 人均卫生费用比(城市/农村) $X_{111}$ (0.2014) |
| | | 每千人口病床数(城市/农村) $X_{112}$ (0.4259) |
| | | 每千人口卫生人员比(城市/农村) $X_{113}$ (0.3727) |
| | 健康公平 $X_{12}$ (0.67) | 死亡率比(农村/城市) $X_{121}$ (0.43) |
| | | 婴儿死亡率比(农村/城市) $X_{122}$ (0.18) |
| | | 5岁以下儿童死亡率(农村/城市) $X_{123}$ (0.17) |
| | | 孕产妇死亡率比(农村/城市) $X_{124}$ (0.22) |
| 效率维度 $X_2$ | 投入 $X_{21}$ | 农村每千人口病床数(张) $X_{211}$ (0.2153) |
| | | 农村每千人口卫生技术人员数(人) $X_{212}$ (0.2488) |
| | | 政府卫生支出/GDP(%) $X_{213}$ (0.1842) |
| | | 卫生机构数(个) $X_{214}$ (0.2330) |
| | | 农村合作医疗参合率(%) $X_{215}$ (0.1187) |
| | 产出 $X_{22}$ | 死亡率(‰) $X_{221}$ (0.2658) |
| | | 甲乙类法定报告传染病发病率(1/10万) $X_{222}$ (0.1711) |
| | | 婴儿死亡率(‰) $X_{223}$ (0.1471) |
| | | 孕产妇死亡率(1/10万) $X_{224}$ (0.1379) |
| | | 5岁以下儿童死亡率(‰) $X_{225}$ (0.1435) |
| | | 新生儿死亡率(‰) $X_{226}$ (0.1346) |

在进行公平维度的评价时,我们主要关注的是城乡之间卫生资源配置差异和城乡之间健康差异,因此我们选用3个卫生资源

配置指标和 4 个健康差距指标,运用灰色系统理论进行权重赋权和评价。在进行效率维的评价时,我们采用的是建立的灰色关联约束锥的 DEA 模型进行评价,从而得出一个效率评价值。从而我们可以用一个二维平面图绘制出一个如图 5.3 所展示的评价框架图,通过相应坐标位置和数字可以分析政府卫生政策倾向。最后我们可以利用得出的公平和效率的评价值再次利用灰色关联理论对农村卫生财政支出绩效进行一次综合评价,具体数据说明和评价过程,将会在以下的几节里进行描述和分析。

## 第二节　农村卫生财政支出公平维评价

实现公平正义不仅是衡量一个国家或社会文明发展的标准,也是现代社会追求的理想和目标,还是我们要建设和谐社会的重要特征,因此,满足公民对社会公平正义的需求,提高公民满意度和幸福感,就成了政府应尽的责任。本节从对所评价的公平维度的含义开始,利用所选取的指标对我国财政卫生支出的公平性进行测评。

### 一、公平维度的含义

对于公平的理解,社会制度、经济发展水平和伦理道德观念的差异都可能会使其产生差异。从最重要的 3 种价值标准来看,无论是功利主义的"所有人的最大效用或福利",还是罗尔斯主义认为的"立足于公平的一套优先于任何其他可考虑的自由权",或是自由至上主义的"有法制权利保证的、受最少限制的个人自由"[①]的标准都无法统一人们对公平的认知,也都遭到不同程度的批评,

---

①阿玛蒂亚·森.任赜,于真,译.以自由看待发展[M].北京:中国人民大学出版社,2002:51-55.

所以没有绝对一成不变的公平,公平是相对的。

关于卫生公平同在经济学领域一样还没有公认的定义。有人把卫生公平看作是"所有人应该有同等的获取和利用卫生服务的机会";也有人认为卫生公平"应该以需求为导向,保障社会人群在健康和卫生服务利用上的均等,使每一个成员都能达到最基本的生存标准";还有的认为"所有的成员接受相同的卫生服务质量"也是达到了卫生公平①。WHO 和瑞典国际发展合作书在 1966 年的一份倡议书——《健康与卫生服务的公平性》中也认为卫生公平,意味着生存机会的分配不应该由社会权力来决定,而应该以需要为导向,缩小公民在健康获得和卫生服务利用上存在的差距,使每个社会成员都能获得基本的生存标准。

可以看出,实现卫生公平至少应该在医疗资源配置、医疗服务的获取能力、医疗服务质量和健康状况上有所体现。针对我国现实情况,我们认为在衡量我国农村卫生财政支出公平性时应该首先尊重中国"两元社会"这一基本国情,正视中国城乡之间在医疗资源配置公平性和健康结果的差距,其次才考虑农村内部在公共卫生资源配置和健康差距的公平性。而在实际评价过程中,我们设计的指标体系没有涉及农村内部公共卫生资源配置和差距的公平性测评,而只是对城乡之间的公平性进行了测评,主要是由于以下原因的考虑:

第一,由于现阶段我国财政卫生支出的不公平性的主要矛盾是外部性矛盾,即城市和农村之间的不公平,从城乡拥有的卫生技术人员、医疗设备和人均卫生费用等的数据可以清楚地表现出来。在农村内部卫生体系中虽然也存在不公平的现象,但是尚处在建设中的农村医疗卫生体系的不公平性对城乡之间不公平的程度来说,缩小城乡之间的差距更为紧迫。

①张振忠.中国卫生费用核算研究报告[M].北京:人民卫生出版社,2009:172-174.

第二,就现在掌握的资料来看,对农村内部公共卫生资源配置和健康差距进行测评,还需要很多的数据收集和整理,这不是短时间内能完成的。虽然有些数据能够给我们提供一些帮助,如CHNS 提供了很多家庭营养健康的微观数据,但是考虑到要进行将近 30 年来的评价分析,为了保持评价的连续性,不得不舍去,这也是一个遗憾。

## 二、数据来源和处理

### (一)数据来源

为了进行公平维度的评价,尽可能地反映我国现实情况下城乡间公平程度,选择的指标不仅要接近现实,易于理解和便于政府决策提供参考,而且还要充分考虑数据的易获得与便利性。因此,借鉴历年《中国卫生统计年鉴》《中国统计年鉴》《中国农村年鉴》《新中国 50 年统计资料汇编》和几次人口调查的统计数据,以及一些论文的数据,力争使数据能够形成一个序列,从而不仅仅可以考察这些数字的变迁而且还可以探寻政策倾向。

根据提出的公平维度概念和评价层次,选取了城乡卫生资源配置和健康数据,如表 5.2 所示:

表 5.2 的数据只是部分数据,这里没有全部列出,其中 1990年以后的数据来自于历年的《中国卫生统计年鉴》,而由于 1990年以前的有关数据缺乏,则从《中国 50 年统计资料汇编》《农村统计年鉴》《人口统计年鉴》和人口调查以及有关的理论文献和专著中得到。如 1981 年、1986 年和 1987 年婴儿死亡率的数据分别来自于《中国人口总论》[1]和《中国八省市的婴幼儿死亡率》[2]。

---

①袁永熙. 中国人口总论[M]. 北京:中国财政经济出版社,1991:164.
②顾杏元. 中国八省市的婴幼儿死亡率[J]. 中国卫生统计,1992(03):10.

**表5.2 城乡卫生资源和健康状况表**

| 项目 | 城市/农村 | 1980年 | 1985年 | 1990年 | 1995年 | 2000年 | 2005年 | 2009年 |
|---|---|---|---|---|---|---|---|---|
| 人均卫生费用(元) | 城市 | 28.80 | 50.10 | 108.60 | 268.60 | 625.90 | 1108.90 | 1516.30 |
| | 农村 | 6.80 | 12.80 | 28.60 | 67.60 | 194.60 | 274.70 | 358.10 |
| 每千人病床数(张) | 城市 | 4.70 | 4.54 | 4.18 | 3.50 | 3.49 | 3.59 | 4.31 |
| | 农村 | 1.48 | 1.57 | 1.55 | 1.59 | 1.50 | 1.43 | 1.82 |
| 每千人卫生技术人员(个) | 城市 | 8.03 | 7.92 | 6.59 | 5.36 | 5.17 | 5.05 | 6.03 |
| | 农村 | 1.81 | 2.09 | 2.15 | 2.32 | 2.41 | 2.15 | 2.25 |
| 死亡率(‰) | 城市 | 5.48 | 5.96 | 5.71 | 5.53 | 5.37 | 5.35 | 5.30 |
| | 农村 | 6.47 | 6.66 | 7.01 | 6.99 | 6.99 | 7.03 | 7.09 |
| 婴儿死亡率(‰) | 城市 | 15.80 | 14.10 | 19.10 | 14.20 | 11.80 | 9.10 | 6.20 |
| | 农村 | 45.40 | 40.70 | 55.00 | 41.60 | 37.00 | 21.60 | 17.00 |
| 5岁以下儿童死亡率(‰) | 城市 | 38.80 | 29.30 | 22.10 | 16.40 | 13.80 | 10.70 | 7.60 |
| | 农村 | 149.40 | 106.60 | 76.10 | 51.10 | 45.70 | 25.70 | 21.10 |
| 孕产妇死亡率(1/10万) | 城市 | 65.00 | 55.70 | 47.70 | 39.20 | 29.30 | 25.00 | 26.60 |
| | 农村 | 193.30 | 143.30 | 106.20 | 76.00 | 69.60 | 53.80 | 34.00 |

**(二)数据处理与指标说明**

因为评价的是城乡之间的公平度,所以单看原始数据还不能看出公平差距,需要对原始数据进行处理才能符合评价绩效的需要。这里采用了城乡比这个简单指标来代表公平程度。由此得到了以下指标数据,见表5.3。

从这些指标来看,都是反映城乡之间的对比倍数关系。虽然有很多指标可以表示公平程度,但是这些对比指标无疑是最直接、最简单的对城乡之间卫生资源配置和健康公平度地衡量。对于正处在构建过程中的农村卫生体系内部的不公平程度对农村居民健康造成的影响远远小于由于巨大的城乡之间卫生资源和健康的差距对健康的影响,而为国民提供基本可及的公共医疗服务,保障人民公平的健康权是一个负责任的政府应尽的职责,因此无论是城市居民还是农村居民都应该享受到公平的医疗服务,这本身就包括拥有相对平等的医疗资源和相同健康权力,那么在没有公认的更好地描述城乡之间公平度指标的时候,最简单的民众能看得见的指标也不失是一种可以考虑的选择。

表5.3　城乡卫生资源配置和健康公平状况

| 维度 | 指标 | 1980年 | 1985年 | 1990年 | 1995年 | 2000年 | 2005年 | 2009年 |
|---|---|---|---|---|---|---|---|---|
| 资源配置公平 $X_{11}$ | 人均卫生费用比(城市/农村)$X_{111}$ | 4.20 | 3.90 | 3.80 | 3.97 | 3.22 | 4.04 | 4.23 |
| | 每千人口病床数比(城市/农村)$X_{112}$ | 3.18 | 2.89 | 2.70 | 2.20 | 2.33 | 2.51 | 2.37 |
| | 千人卫生技术人员比(城市/农村)$X_{113}$ | 4.44 | 3.79 | 3.07 | 2.31 | 2.15 | 2.35 | 2.68 |
| 健康公平 $X_{12}$ | 死亡率比(农村/城市)$X_{121}$ | 1.18 | 1.12 | 1.23 | 1.26 | 1.30 | 1.31 | 1.34 |
| | 婴儿死亡率比(农村/城市)$X_{122}$ | 2.88 | 2.88 | 2.88 | 2.93 | 3.14 | 2.37 | 2.74 |
| | 5岁以下儿童死亡率比(农村/城市)$X_{123}$ | 3.85 | 3.64 | 3.44 | 3.12 | 3.31 | 2.40 | 2.78 |
| | 孕产妇死亡率比(农村/城市)$X_{124}$ | 2.98 | 2.57 | 2.22 | 1.94 | 2.38 | 2.15 | 1.28 |

对于差距倍数来说,可以认为倍数越大,公平度越差。比如通过每千人口病床数比1980年的3.18和1995年的2.2的对比,可以判断在这一个指标上,1995年的公平度比1980年有所提高,城乡之间的差距缩小了,民众在获得医疗服务上可能性提高了。对于健康公平度的描述也是如此,倍数越大公平度越差,比如城乡婴儿死亡率比从1985年的2.88上升到1995年的2.93就可以认为在这一指标上不公平度有所增加。

(三)评价步骤

根据评价框架,评价步骤按照3步进行:首先,利用卫生费用城乡比、每千人病床数比和卫生技术人员比3个指标对卫生资源配置的公平性进行评价,得出相应的评价值;其次,利用死亡率比、新生儿死亡率比、婴儿死亡率比、5岁以下儿童死亡率比和孕产妇死亡率比,对城乡健康公平度进行测评;最后,以卫生资源公平度和健康公平度的数值为基础,对卫生公平度进行总体评价。但是要想对各个维度进行评价,就要获得各个指标的权重。因此,需要我们首先计算各个指标的权重。

### 三、计算指标权重

指标权重反映了指标在整个体系中的重要程度,一般而言重要指标的权重会大一些。要计算指标权重方法很多,可以采用主观赋权,也可以用客观赋权。这里采用的是根据前一章叙述的灰色关联系数和灰色关联度来进行的客观赋权方法,主要用的公式有:

$$\gamma(x_{j0}, x_{ji}) = \frac{\Delta \min(X) + \rho \Delta \max(X)}{\Delta_i(X) + \rho \Delta \max(X)} \quad \rho \in (0,1); j = 1, 2, \cdots,$$

$m; i = 1, 2, \cdots, n$

$$\gamma_j = \gamma(X_0, X_i) = \frac{1}{n} \sum_{i=1}^{n} \gamma(x_{j0}, x_{ji}) \quad j = 1, 2, \cdots, m; i = 1, 2, \cdots, n$$

根据灰色关联系数的计算过程:标准化并选择参考序列,计算比较序列与参考序列差的绝对值,在绝对值里找到最大和最小值,利用灰色关联系数公式计算关联系数,最后计算灰色关联度。

第一步,标准化和选择参考序列。如表5.4所示:

表5.4　数据标准化处理结果

| 年份 | $X_0$（参考序列） | $X_{111}$ | $X_{112}$ | $X_{113}$ |
|---|---|---|---|---|
| 1980 | 0.314894 | 0.238095 | 0.314894 | 0.225405 |
| 1985 | 0.345574 | 0.256410 | 0.345574 | 0.263889 |
| 1990 | 0.351723 | 0.263158 | 0.351723 | 0.326252 |
| 1995 | 0.454286 | 0.251675 | 0.454286 | 0.432836 |
| 2000 | 0.466151 | 0.310912 | 0.429799 | 0.466151 |
| 2005 | 0.426403 | 0.247694 | 0.398720 | 0.426403 |
| 2009 | 0.422433 | 0.236175 | 0.422433 | 0.373265 |

第二步,计算比较序列与参考序列的差的绝对值。如表5.5
所示:

表5.5 比较序列与参考序列差的绝对值

| 年份 | $\lvert X_0 - X_{111} \rvert$ | $\lvert X_0 - X_{112} \rvert$ | $\lvert X_0 - X_{113} \rvert$ |
| --- | --- | --- | --- |
| 1980 | 0.076798 | 0 | 0.089489 |
| 1985 | 0.089163 | 0 | 0.081685 |
| 1990 | 0.088565 | 0 | 0.025471 |
| 1995 | 0.202610 | 0 | 0.021450 |
| 2000 | 0.155239 | 0.036351 | 0 |
| 2005 | 0.178710 | 0.027683 | 0 |
| 2009 | 0.186258 | 0 | 0.049168 |

第三步,找到比较序列与参考序列的差的绝对值当中的最大
值和最小值,max = 0.2123 和 min = 0。

第四步,根据灰色关联系数公式计算灰色关联系数,其中分辨
系数取0.5。如表5.6所示:

表5.6 灰色关联系数

| 年份 | $X_{111}$ | $X_{112}$ | $X_{113}$ |
| --- | --- | --- | --- |
| 1980 | 0.568799 | 1 | 0.530966 |
| 1985 | 0.531874 | 1 | 0.553611 |
| 1990 | 0.533548 | 1 | 0.799084 |
| 1995 | 0.333333 | 1 | 0.825263 |
| 2000 | 0.394885 | 0.735927 | 1 |
| 2005 | 0.361785 | 0.785382 | 1 |
| 2009 | 0.352288 | 1 | 0.673243 |

第五步,计算关联度和指标权重。如表5.7所示:

**表5.7 关联度和指标权重**

| 项目 | $x_1$ | $x_2$ | $x_3$ |
|------|-------|-------|-------|
| 关联度 | 0.440406 | 0.931077 | 0.814752 |
| 权　重 | 0.201445 | 0.425881 | 0.372674 |

基于同样的过程,可以得出健康公平维度中的死亡率比、婴儿死亡率比、5 岁以下儿童死亡率比和孕产妇死亡率比的权重分别为 0.43、0.18、0.17 和 0.22。

## 四、评价结果

对于公平维度的评价需要分两步进行,第一步计算出卫生资源配置的公平度和健康公平度,第二步再计算整体的公平维度评价。

首先根据上面计算出的各个指标的权重,得出卫生资源配置和健康公平度,结果如表5.8所示:

**表5.8 卫生资源配置公平度和健康公平度**

| 年份 | 资源配置公平度 $X_{11}$ | 健康公平度 $X_{12}$ |
|------|------------------------|---------------------|
| 1980 | 3.851883 | 2.337253 |
| 1985 | 3.430262 | 2.185915 |
| 1990 | 3.118621 | 2.123137 |
| 1995 | 2.598895 | 2.029680 |
| 2000 | 2.438270 | 2.211439 |
| 2005 | 2.755397 | 1.874142 |
| 2009 | 2.859525 | 1.825722 |

从表5.8中可以看得出以下结论:一是城乡卫生资源配置公平度有所改善,配置不公平度由1980年的3.84倍,缩小到2009年的2.84倍,改善了26%,配置公平性基本上呈现不断改善的趋势。二是城乡健康公平明显改善,城乡健康不公平度由1980年2.34倍下降到2009年的1.83倍,改善了21.8%,健康公平维度也在不断改善。三是对比两个公平度来看,健康公平一直处于不断改善的趋势,而卫生资源配置公平度呈现出一个浅"V"字形,以1997年为分界点,从1980年到1997年是不断改善,而1997年以后不公平度则呈现出上升趋势,这很值得注意,但总体仍旧是处于不断改善的状态。

此时,对公平性维度的评价仅仅完成了第一步,第二步就在得到的数值基础上进行整体评价。利用灰色关联分析得到了卫生资源配置公平维度和健康公平维度的权重分别是0.31和0.69,接着用相对应的公平度乘以权重,最终得到了一个综合反映城乡公平差距的数值,最后用得到的数值和理想的最优目标①进行对比得到评价分值,得分越高公平度越高,评价结果如表5.9。

从表5.9可以看出,农村卫生财政支出的公平程度不高,亟待改善,城乡差距比一直在2.1倍以上,公平性得分没有超过0.5的,最高的也就是2006年的0.4856,也就是说,如果把0.6设定为公平性的及格线,农村卫生财政支出的公平性都处在及格线以下,这与财政本身所具有的职能是相悖的。不过从总体趋势来说,城乡差距在缩小,公平度也在提高,特别是2003年开始构建以新农村合作医疗为核心的农村医疗保障体系开始以来表现更为明显。

---

①这里理想的最优目标是指城乡之间应该是平等的,因此把城乡间公平度的比值等于1设定为完全平等,在这种情况下,在医疗资源配置和健康指标上完全消除了城乡差异,实现了完全的平等。尽管平等是相对的,但作为一个理性的目标它是人人追求平等的社会价值体现。

公平度不高也正指明了农村卫生财政支出以后的调整方向,应该更加注重公平,努力缩小健康差距,为农村居民提供基本可及的医疗服务体系,保障人人享有自由获得健康的权利。

表 5.9　公平维度评价结果

| 年份 | 公平度 | 评分 | 年份 | 公平度 | 评分 |
|------|--------|------|------|--------|------|
| 1980 | 2.803930 | 0.356642 | 1995 | 2.205062 | 0.453502 |
| 1981 | 2.789466 | 0.358492 | 1996 | 2.312659 | 0.432403 |
| 1982 | 2.756922 | 0.362723 | 1997 | 2.191385 | 0.456332 |
| 1983 | 2.717038 | 0.368048 | 1998 | 2.232928 | 0.447842 |
| 1984 | 2.628037 | 0.380512 | 1999 | 2.383325 | 0.419582 |
| 1985 | 2.569314 | 0.389209 | 2000 | 2.281328 | 0.438341 |
| 1986 | 2.535592 | 0.394385 | 2001 | 2.052544 | 0.487200 |
| 1987 | 2.470455 | 0.404784 | 2002 | 2.256204 | 0.443222 |
| 1988 | 2.433273 | 0.410969 | 2003 | 2.128178 | 0.469885 |
| 1989 | 2.400163 | 0.416638 | 2004 | 2.169622 | 0.460910 |
| 1990 | 2.429859 | 0.411547 | 2005 | 2.145668 | 0.466055 |
| 1991 | 2.500541 | 0.399913 | 2006 | 2.129568 | 0.469579 |
| 1992 | 2.363543 | 0.423094 | 2007 | 2.059280 | 0.485607 |
| 1993 | 2.341174 | 0.427136 | 2008 | 2.090638 | 0.478323 |
| 1994 | 2.209526 | 0.452586 | 2009 | 2.144250 | 0.466363 |

# 第三节　农村卫生财政支出效率维评价

公平维度绩效只是农村卫生财政支出绩效的一个方面,要全面评估农村卫生财政支出绩效还需要对农村卫生财政支出的实际效果,即是否有效改善了居民健康状况进行分析。

### 一、效率维度的含义

效率一般指资源约束下的产出最大化,或者是产出约束下的资源最小化,即"节约资源、成本最小化生产和产出的类型和数量符合人们需要"①。卫生资源是有限的,如何配置卫生资源,实现最小的投入保障人们获得最佳的健康服务是卫生经济关注的问题。

财政卫生支出承担着为国民提供基本医疗服务的责任,提高普遍可及的医疗保障对国民抵御疾病的侵袭至关重要。可及的基本医疗服务体系构成了保护居民健康的第一道防线,因此,财政卫生支出效率直接决定着基本医疗服务体系的成败。农村地区是我国医疗卫生服务的薄弱地区,在极其有限的卫生资源支持下,提高财政卫生支出的效率就更为重要。

卫生支出绩效可以用生产函数法、数据包络分析法、随即前沿分析法、比率分析法以及综合指数法等进行效率的测算。这里结合评价对象和数据资料,考虑采用 DEA 的方法进行测算,主要在于 DEA 方法是运用比较多的方法,而且可借鉴的模型比较多,便于分析,但是普通 DEA 模型也存在不足,特别是在权重设置上隐含着等权重的假设,为此,借鉴约束锥比例的 DEA 模型,结合灰色关联理论对权重进行了限制,这样不仅可以克服人为赋权带来的主观性,使得评价更有客观性,更重要的是可以通过分析的变化探讨在数据背后隐含的政策导向,为提高综合绩效提供帮助。

### 二、数据来源和处理

(一)数据来源

对农村卫生财政支出效率进行评价,需要选取一定的指标数据。进行效率评价时采用 DEA 模型,而 DEA 模型需要有相应的

---

①Stephen Palmer, David J Torgernson. Definitions of efficiency. BMJ. 1999(318):1136.

投入和产出指标,因此,本着数据的现实性、获得便利性、易于理解和便于为政府决策提供参考的基本原则,结合评价框架、目的和层次,从历年《中国卫生统计年鉴》《中国统计年鉴》《中国农村年鉴》《新中国 50 年统计资料汇编》,以及几次人口调查和 CHNS 统计数据,还有一些论文当中,选取了 5 个投入和 6 个产出指标数据,如表 5.10 所示。

表 5.10　绩效维的投入和产出数据

| | 指标 | 1980 年 | 1985 年 | 1990 年 | 1995 年 | 2000 年 | 2005 年 | 2009 年 |
|---|---|---|---|---|---|---|---|
| 投入 | 农村每千人口病床数(张) | 1.48 | 1.57 | 1.47 | 1.59 | 1.50 | 1.43 | 1.82 |
| | 农村每千人口卫生技术人员(个) | 1.81 | 2.09 | 2.15 | 2.32 | 2.41 | 2.15 | 2.25 |
| | 政府卫生支出/GDP(%) | 1.14 | 1.19 | 1.00 | 0.64 | 0.71 | 0.85 | 0.98 |
| | 卫生机构数(个) | 57920 | 50318 | 50910 | 55048 | 52435 | 43860 | 41714 |
| | 农村合作医疗参合率(%) | 69.0 | 6.0 | 7.0 | 11.1 | 11.2 | 27.0 | 94.2 |
| 产出 | 死亡率(‰) | 6.47 | 6.66 | 7.01 | 6.99 | 6.99 | 7.03 | 7.09 |
| | 法定报告传染病发病率(1/10 万) | 2079.79 | 874.82 | 297.24 | 176.37 | 192.59 | 268.31 | 271.40 |
| | 婴儿死亡率(‰) | 45.4 | 40.7 | 55.0 | 41.6 | 37.0 | 21.6 | 17.0 |
| | 孕产妇死亡率(1/10 万) | 198.8 | 146.6 | 112.5 | 76.0 | 69.6 | 53.8 | 34.0 |
| | 5 岁以下儿童死亡率(‰) | 149.4 | 106.6 | 76.1 | 51.1 | 45.7 | 25.7 | 21.1 |
| | 新生儿死亡率(‰) | 81.6 | 57.6 | 40.6 | 31.1 | 25.8 | 14.7 | 10.8 |

利用这几个指标和 DEA 模型可以对 1980～2009 年的农村卫生财政支出效率进行评价,从中不仅可以对每年效率进行排序,还可以得出 30 年来效率的变化趋势。有关死亡率、孕产妇死亡率等几个指标 1991～2009 年的数据来自于《中国卫生统计年鉴》,1990 年以前的数据从《新中国 50 年统计资料汇编》《农村统计年

鉴》《人口统计年鉴》和人口调查以及有关的理论文献和专著中得到,每千人口病床数和卫生技术人员数、卫生机构数都来自于《中国统计年鉴》和《中国卫生统计年鉴》,农村合作医疗的数据则来自于王绍光的文章《学习机制与适应能力:中国农村合作医疗的体制变迁的启示》①,这里由于篇幅所限,只列出了部分数据。

(二)指标说明

投入指标。根据前面的分析,农村卫生财政支出并不直接转化成健康,而是通过直接相应的医疗资源包括人、物等保障健康,因此结合这一实际,没有直接用财政卫生支出绝对额度,而是选用了卫生技术人员、病床数等医疗资源和医疗保障普及程度作为提供健康产出的投入指标,而且在农村地区的医疗卫生事业的绝大部分都是政府来举办的,私人机构比例太小,没有进行区分。其中选用的农村每千人拥有病床数、卫生技术人员数量和卫生机构数来表示投入的医疗硬件和软件设施,这是获得有效的医疗服务最基本的条件。拥有卫生人员和医疗设施多,表示医疗服务可获得性越大;政府卫生支出占 GDP 的比例则体现了政府对农村卫生事业的支持程度,比重越高,政府对医疗卫生的投入越多;农村合作医疗参合率可以用来反映农民获得最基本医疗保障的程度。从2003 年开始政府为了构架农村医疗保障体系,增加了对农村医疗保障事业的支出,使得新的农村合作医疗迅速推开与发展,为农民健康提供了一个基本的防护网。

产出指标。这里用死亡率、孕产妇死亡率等几个健康指标表示卫生支出的产出结果,而不是用形成的卫生资源,主要是因为卫生资源是保证民众健康的必要条件,没有相应的医疗设施和卫生技术人员,财政卫生支出也不能有效地提供健康产品。卫生资源

---

① 王绍光.学习机制与适应能力:中国农村合作医疗的体制变迁的启示[J]. 中国社会科学,2008(6):118.

只是因为民众健康需求带来的引致需求,财政本身不能直接生产健康,只有通过购买医疗产品并通过医疗服务给国民提供健康产品。另外,健康很难用单一指标衡量,选择不同死亡率对健康状况进行综合描述可以更全面,如从婴儿死亡率、孕产妇死亡率可以看出妇幼保健水平的高低,传染病发病率的控制可以反映国家的防疫水平和成效。对于健康指标来说,死亡率越低表示健康程度越高。

(三)评价步骤

评价步骤分为:首先,采用灰色关联分析方法,计算投入和产出中相关指标的权重;其次,利用第四章里面建立的灰色关联约束锥 DEA 模型对有效性进行评价。

## 三、计算指标权重

第一步,计算投入指标中每千人口拥有的病床数、卫生技术人员等 5 个指标的权重。第一步,为了使各指标数据具有可比性,需要进行标准化处理,并根据标准的处理结果选定了参考序列,结果如表 5.11 所示:

表 5.11 标准化后序列和参考序列

| 年份 | 参考序列 $X_0$ | $X_{211}$ | $X_{212}$ | $X_{213}$ | $X_{214}$ | $X_{215}$ |
|------|------|------|------|------|------|------|
| 1980 | 0.991985 | 0.813187 | 0.751037 | 0.876535 | 0.991985 | 0.732562 |
| 1985 | 0.915398 | 0.862035 | 0.867220 | 0.915398 | 0.861787 | 0.063701 |
| 1990 | 0.892116 | 0.807804 | 0.892116 | 0.769566 | 0.871926 | 0.074318 |
| 1995 | 0.962656 | 0.873626 | 0.962656 | 0.488499 | 0.942796 | 0.117847 |
| 2000 | 1 | 0.824176 | 1 | 0.548725 | 0.898044 | 0.119227 |
| 2005 | 0.893264 | 0.787394 | 0.893264 | 0.651073 | 0.751182 | 0.286655 |
| 2009 | 1 | 1 | 0.933610 | 0.752433 | 0.714428 | 1 |

第二步,根据标准化后的数据和参考序列数据,利用公式 $|X_0 - X_{21j}|$ 计算得到各个比较序列与参考序列差的绝对值序列,结果如表 5.12:

表 5.12　变量指标的绝对差序列

| 年份 | $|X_0 - X_{211}|$ | $|X_0 - X_{212}|$ | $|X_0 - X_{213}|$ | $|X_0 - X_{214}|$ | $|X_0 - X_{215}|$ |
|---|---|---|---|---|---|
| 1980 | 0.178798 | 0.240947 | 0.115449 | 0 | 0.259423 |
| 1985 | 0.053363 | 0.048178 | 0 | 0.053612 | 0.851697 |
| 1990 | 0.084312 | 0 | 0.122550 | 0.020190 | 0.817798 |
| 1995 | 0.089029 | 0 | 0.474156 | 0.019859 | 0.844809 |
| 2000 | 0.175824 | 0 | 0.451275 | 0.101956 | 0.880773 |
| 2005 | 0.105870 | 0 | 0.242191 | 0.142082 | 0.606609 |
| 2009 | 0 | 0.066400 | 0.247600 | 0.285600 | 0 |

第三步,在所有的绝对差序列里面找到最大值 max = 0.8938 和最小值 min = 0,并利用灰色关联系数计算公式(分辨系数取 0.5),得到灰色关联系数,如表 5.13 所示:

表 5.13　关联系数

| 年份 | $X_{211}$ | $X_{212}$ | $X_{213}$ | $X_{214}$ | $X_{215}$ |
|---|---|---|---|---|---|
| 1980 | 0.714250 | 0.649716 | 0.794707 | 1 | 0.632722 |
| 1985 | 0.893333 | 0.902688 | 1 | 0.892890 | 0.344149 |
| 1990 | 0.841289 | 1 | 0.784798 | 0.956775 | 0.353373 |
| 1995 | 0.833884 | 1 | 0.485213 | 0.957455 | 0.345984 |
| 2000 | 0.717660 | 1 | 0.497573 | 0.814245 | 0.336612 |
| 2009 | 0.808479 | 1 | 0.648543 | 0.758773 | 0.424210 |

第四步,根据灰色关联度的计算公式,可以得到每千人口病床

数、卫生人员、卫生支出占 GDP 比重、卫生机构数和农村合作医疗参合率 5 个指标的灰色关联度分别是 0.8171、0.9316、0.6899、0.8723 和 0.4446,权系数分别是 0.2176、0.2481、0.1837、0.2323 和 0.1184。

同样可以通过相似的过程得到表示产出的死亡率、法定报告传染病发病率、婴儿死亡率、孕产妇死亡率、5 岁以下儿童死亡率和新生儿死亡率 6 个指标的灰色关联度分别是 0.9842、0.6335、0.5446、0.5107、0.5313 和 0.4983,权系数分别是 0.2658、0.1711、0.1471、0.1379、0.1435 和 0.1346。

### 四、评价结果

利用灰色关联约束锥的 DEA 模型对农村卫生财政支出进行有效性评价,关键要知道约束锥。依据以上计算得到的投入和产出各个指标的权系数,可以得到投入指标系数矩阵 $A = [0.2176$ $0.2481$ $0.1837$ $0.2323$ $0.1184]$,产出指标系数矩阵 $B = [0.2658$ $0.1711$ $0.1471$ $0.1379$ $0.1435$ $0.1346]$,进而得到一个由 $Av \geq 0, v(v_1, v_2, \cdots, v_m) \geq 0$ 和 $Bu \geq 0, u(u_1, u_2, \cdots, u_s) \geq 0$ 构成的灰色关联闭凸锥,用这个关联约束锥和锥比率的 DEA 结合就可以进行计算。

由于这个模型本身并不直观和具体,不能直接进行编程计算,所以需要进行变换,根据权重约束集的形式[1],可以把决策单元的输入和输出数据由 $(x_i, y_i)$ 变换成 $(f(x_i), g(y_i))$,再用"典型"的 DEA 模型计算程序进行计算[2]。依据计算的投入和产出指标权重系数,先把多指标转换成单项指标,在运用 MATLAB 软件工具编程以后,计算出从 1980～2009 年农村卫生财政支出的总技术效率、纯技术效率和规模效

---

①魏权龄.评价相对有效性的方法[M].北京:中国人民大学出版社,1998:1-2.
②马占新.数据包络分析模型与方法[M].北京:科学出版社,2010:122.

率,并且以总技术效率为标准进行排序,如表5.14。

表 5.14　农村卫生财政支出效率维度分析

| 年份 | 总技术效率($\theta$) | 纯技术效率($\delta^*$) | 规模效率($\rho^*$) | 规模报酬 | 排名 |
|---|---|---|---|---|---|
| 1980 | 0.399 | 0.732 | 0.544 | 递增 | 27 |
| 1981 | 0.396 | 0.725 | 0.547 | 递增 | 28 |
| 1982 | 0.382 | 0.718 | 0.532 | 递增 | 30 |
| 1983 | 0.390 | 0.755 | 0.517 | 递增 | 29 |
| 1984 | 0.438 | 0.756 | 0.579 | 递增 | 26 |
| 1985 | 0.476 | 0.791 | 0.601 | 递增 | 25 |
| 1986 | 0.488 | 0.790 | 0.618 | 递增 | 24 |
| 1987 | 0.513 | 0.804 | 0.637 | 递增 | 23 |
| 1988 | 0.540 | 0.827 | 0.653 | 递增 | 22 |
| 1989 | 0.571 | 0.828 | 0.690 | 递增 | 20 |
| 1990 | 0.569 | 0.822 | 0.692 | 递增 | 21 |
| 1991 | 0.580 | 0.824 | 0.703 | 递增 | 19 |
| 1992 | 0.637 | 0.843 | 0.755 | 递增 | 18 |
| 1993 | 0.690 | 0.844 | 0.817 | 递增 | 16 |
| 1994 | 0.688 | 0.819 | 0.840 | 递增 | 17 |
| 1995 | 0.715 | 0.820 | 0.872 | 递增 | 12 |
| 1996 | 0.723 | 0.813 | 0.890 | 递增 | 11 |
| 1997 | 0.706 | 0.814 | 0.868 | 递增 | 15 |
| 1998 | 0.714 | 0.819 | 0.873 | 递增 | 13 |
| 1999 | 0.710 | 0.818 | 0.867 | 递增 | 14 |
| 2000 | 0.734 | 0.821 | 0.895 | 递增 | 10 |
| 2001 | 0.777 | 0.832 | 0.934 | 递增 | 9 |
| 2002 | 0.822 | 0.859 | 0.957 | 递增 | 8 |
| 2003 | 0.852 | 0.868 | 0.982 | 递增 | 7 |
| 2004 | 1 | 1 | 1 | 不变 | 1 |
| 2005 | 0.904 | 0.937 | 0.965 | 递减 | 3 |
| 2006 | 0.921 | 0.988 | 0.933 | 递减 | 2 |
| 2007 | 0.877 | 0.959 | 0.915 | 递减 | 5 |
| 2008 | 0.862 | 0.952 | 0.905 | 递减 | 6 |
| 2009 | 0.884 | 1 | 0.884 | 递减 | 4 |

从总技术效率上看,支出总体效率不佳,平均值为 0.666,只有 2004 年显示为 DEA 有效,最低的效率值仅为 1982 年的 0.382。

但是从效率变化趋势来看,呈现持续改善的趋势,2004年到2009年效率值平均为0.91,明显高于20世纪80年代的0.46和20世纪90年代0.67的效率均值。如果单从总体死亡率的结果看,这个结果似乎和死亡率的排名大相径庭,因为死亡率1980年是6.47‰,是30年来最低的,而显示为DEA有效的2004年的死亡率是7.02‰。但是我们对比一下,相应的传染病发病率、婴儿死亡率、孕产妇死亡率等几个指标就会发现,2004年比1980年下降了许多,其中传染病发病率下降了87.8%,孕产妇死亡率下降了51%,因此,从总体健康角度来说结论并不是不可以理解。

从纯技术效率看,支出效率好于总效率,数据显示2004年和2009年为DEA有效,总体呈现出不断改善的趋势。纯技术效率平均值0.84,最近10年的纯技术效率均值比20世纪80年代提高19.3%。规模效率与纯技术效率和总效率也呈相同的趋势,这说明政府农村卫生支出有效性尽管平均状况不佳,但是有效性在不断改善,财政支出绩效正在提高。但是也发现,规模收益自从新农合在全国推开以后,规模报酬呈现递减的趋势,似乎是政府投入超过了农民需要,可事实上农民在面对疾病的侵袭时仍旧无法有效地享受到医疗服务。看来这不仅仅是投入的量的问题,还有投入的结构、流向的问题,这也说明了健康是一个系统问题,需要进行多方面考虑。

# 第四节 农村卫生财政支出绩效综合评价

无论是公平维度还是效率维度,都只是从单一角度对农村卫生财政支出进行了测度,不能够从整体上反应支出绩效,也得不到一个绩效指数对绩效进行衡量。以下首先用一个二维空间评价框架模型对农村卫生财政支出绩效进行描述,探讨政府农村卫生政策倾向、变化,然后用灰色关联分析方法对绩效做出综合评价。

## 一、绩效二维评价模型

以农村卫生财政支出公平维的评价值为纵轴,以农村卫生财政支出效率维的评价值为横轴,就形成了一个由当年公平指数和效率指数组成的农村卫生财政支出绩效的二维空间模型,如图5.4所示。

图中45°虚线表示公平和效率相等,即公平和效率兼顾,45°虚线以上说明农村卫生财政支出政策是公平优先,45°虚线以下说明农村卫生财政支出政策是效率优先,距离1越远,表明效率或公平度越差。

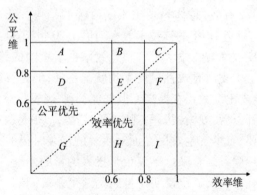

**图5.4 农村卫生财政支出绩效评价二维模型**

进一步细分,把效率和公平各自分成优(0.8~1)、中(0.6~0.8)和差(0~0.6)3个等级;那么可以组成9个评价区域:A(差,优)、B(中,优)、C(优,优)、D(差,中)、E(中,中)、F(优,中)、G(差,差)、H(中,中)和I(优,差)。其中,C区域是最好的区域,这个区域里公平度和效率都很高,G区域是最差的区域,公平度和效率都很差,亟待改进;E区域是效率和公平度都处在中间的区域,有待往绩优区调整;B是处在公平优效率中的区域,明显地需要以提高效率为主的政策导向;*D* 处于公平中效率差的区域,政策导向需要以效率优先,兼顾公平;*F* 处在效率优公平中的区域,需要保持效率的同时提供公平;*H* 是效率中公平差的区域,不仅需要提供公平,还需要提高效率;*I* 是公平差的区域,主要以提供公平为导向。

### 二、二维绩效评价结果

根据计算的 1980～2009 年的公平维度评价得分和效率值,构成了农村卫生财政支出绩效评价二维模型图,如图 5.5 所示:

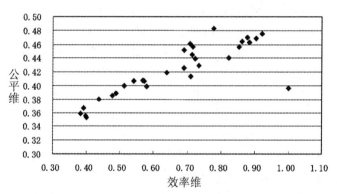

图 5.5 农村卫生财政支出绩效评价二维效果图

从图上可以看出来,1980～2009 年农村卫生财政支出绩效集中在 3 个区域 G、H 和 I,其中,1980～1991 年处于效率和公平都差的 G 区域,1992～2001 年处于效率中公平差的 H 区域,2002～2009 年处于绩效优公平差的 I 区域。也就是 30 年来,财政农村支出的绩效表现为非常明显的以效率为先的政策导向,在效率提高的同时没有兼顾公平致使城乡之间出现了公平差距。从长期趋势看,效率和公平评价都呈现出增势变化,效率值从 1992 年以后都处在中优区域,2003 年以后效率平均值在 0.9 以上,虽然公平维度得分低于0.6落在绩效差的区域,但是也有所改善,公平度得分由最低的0.35上升到0.47和0.48,特别是2003年新农合推广以后,公平度一直在0.46以上,说明政府投入一定程度上改善了不公平的状况。从现在的分布情况来看,以后农村卫生支出政策的调整应该把着力点放在,在保持效率的前提下,大力提高公平性。这不仅对于提高财政有利,还是公共财政为公共的本质要求,更符合和谐社会要求与和谐发展的理念。

### 三、绩效综合指数评价

二维九宫格绩效评价模型把公平和效率放在一个二维空间里,可以清楚看到政府农村卫生支出政策的倾向、公平和效率的变化趋势,但是没有提供一个综合评价指数,以下将对综合指数进行讨论。

（一）评价方法和说明

根据二维绩效评价模型知道,综合绩效是由效率和公平两个维度决定的,缺少任何一方所进行的绩效评价,都是片面的,为了对综合绩效进行评估,这里采用灰色关联法,根据灰色关联度确定公平维度和效率维度在综合评价中的权重,然后用权重乘以相应的得分,最后进行加总,得到一个综合评价值,根据综合评价对30年来的绩效进行排序。

因此,这里用来计算的数据就是前两节分别求出来的效率得分和公平得分,其中把描述效率DEA有效值作为效率得分,之所以这样做是因为:一是DEA本身衡量的就是效率,从而可以看出与最佳数值的差别;二是如果用效率值对以最有效率为基础进行标准化,得到的数值是一样的,只不过对表示的意义而言有了一些差异。

（二）权重计算

要进行综合评价,需要事先知道指标的权重,根据灰色关联度的计算方法,首先需要进行标准化,然后求得个个参考序列与比较序列的绝对差,接着找到最大值和最小值,再利用灰色关联度系数公式计算灰色关联系数,进而得到关联度和系数。关联系数和权重计算结果如表5.15所示。

表5.15　公平维与效率维的关联系数和权系数

| 项目 | 关联系数 | | 项目 | 关联系数 | |
|------|----------|--|------|----------|--|
| | 公平维 $X_1$ | 效率维 $X_2$ | | 公平维 $X_1$ | 效率维 $X_2$ |
| 1980 年 | 0.864196 | 1 | 1995 年 | 0.507577 | 1 |
| 1983 年 | 0.924692 | 1 | 1998 年 | 0.503162 | 1 |
| 1986 年 | 0.742222 | 1 | 2001 年 | 0.481894 | 1 |
| 1989 年 | 0.635859 | 1 | 2004 年 | 0.333333 | 1 |
| 1992 年 | 0.557543 | 1 | 2007 年 | 0.407822 | 1 |
| 1994 年 | 0.533796 | 1 | 2009 年 | 0.392247 | 1 |
| 关联度 | 0.578613 | 1 | 权系数 | 0.366500 | 0.6335 |

(三)结果分析

把公平维度和效率维度的权系数与公平维度和效率维的评价值相乘,得到一个表示农村卫生财政支出绩效的综合指数和排名,如表5.16所示。

从表5.16可以看出,农村卫生财政支出综合绩效指数不断增大,呈现出上升趋势,从20世纪80年代平均值0.43增加到近10年的平均值0.71,从绩效差的区域进入到绩效中等区域。综合指数排名和效率指数排名基本一致都呈不断改善趋势,效率评价值近10年处在绩优区域;公平度虽有所改善,但是仍处在绩效差的区域,可见影响综合绩效提高的关键因素在于改善公平度,因此,农村卫生财政支出政策调整重点应该是提高公平度绩效,缩小城乡之间医疗资源配置不公平,给农村居民提供可及的医疗服务保障体系,以提高整体健康效果。

表 5.16　农村卫生财政支出绩效综合指数

| 年份 | 综合指数 | | 效率维 | | 公平维 | |
|---|---|---|---|---|---|---|
| | 得分 | 排名 | 得分 | 排名 | 得分 | 排名 |
| 1980 | 0.383474 | 27 | 0.40 | 27 | 0.36 | 30 |
| 1983 | 0.381954 | 29 | 0.39 | 29 | 0.37 | 27 |
| 1986 | 0.453687 | 24 | 0.49 | 24 | 0.39 | 24 |
| 1989 | 0.514421 | 19 | 0.57 | 20 | 0.42 | 20 |
| 1992 | 0.558596 | 18 | 0.64 | 18 | 0.42 | 16 |
| 1995 | 0.619152 | 11 | 0.72 | 12 | 0.45 | 9 |
| 1998 | 0.616445 | 13 | 0.71 | 13 | 0.45 | 11 |
| 2001 | 0.670779 | 9 | 0.78 | 9 | 0.49 | 1 |
| 2004 | 0.802406 | 1 | 1.00 | 1 | 0.46 | 23 |
| 2007 | 0.733542 | 4 | 0.88 | 5 | 0.49 | 3 |
| 2008 | 0.721370 | 6 | 0.86 | 6 | 0.48 | 5 |
| 2009 | 0.730923 | 5 | 0.88 | 4 | 0.47 | 6 |

# 第六章　政策模拟与建议

========================================

○农村卫生财政支出与健康关
　系经验估计
○农村卫生财政支出政策模拟
○绩效优化建议

========================================

在有限预算约束下,合理配置卫生资源,提高服务效率,有效
改善居民健康状况,是公共财政卫生支出有效性的标志。尽管
"几乎没有一个国家的政府,在提供医护者、基础设施、疾病预防
与治疗方面的效果是能够令人满意的"①,但是,负责的政府都会
努力提高支出绩效,以满足国民需求,因为给国民提供基本普遍可
及的医疗服务是政府的职责所在。

绩效评估作为对财政支出绩效的度量,不仅仅是简单地排序,
更重要的是要分析影响绩效提高的因素,寻求提高绩效的路径。
本章在绩效评估的基础上,对卫生支出和健康的关系进行检验估
计,并利用政策模拟的方法,探讨政策改变对绩效的影响,进而提
出改善绩效的政策建议。

---

①Filmer D. , Pritchett L. Child Mortality and Public Spending on health: How Money Matter? [N]. Policy Reasearch Working Paper,1864.

# 第一节　农村卫生财政支出与健康关系经验估计

政府卫生支出的最终目的并不是提供各种医疗资源,而是提供居民健康,医疗资源只是为了满足健康需求所带来的引致需求,而健康产出需要医疗资源发挥应有的效率。本节将对卫生人员、农村合作医疗等影响健康产出的卫生因素进行分析,评估各个变量变化对健康指标的影响,从而为政策模拟提供理论依据。

## 一、计量估计方程设计

健康是综合因素的结果,收入、教育、卫生支出、性别甚至基因等因素都会对健康产生影响。以卫生支出、教育和居住条件等影响因素为变量所进行的健康生产函数经验分析表明,财政农村卫生支出有助于改善居民健康。

但是卫生人员、医疗机构数量、农村合作医疗等财政支出形成的提供健康服务产品的具体影响因素,如何对居民健康改善效果进行估计,以下将会采用分布滞后模型或自回归分布滞后模型对各个变量的变化对健康状况的影响进行经验估计。政府的卫生政策,不仅存在着政府认识现象、发现问题时滞,而且存在制定政策时滞,还存在着公民认识政策的时滞,政策传导和经济行为相互影响和渗透都需要一定的时间。因此,如果政府某项政策所要达到的目的作被解释变量,影响结果的因素作解释变量,那么政策效果不仅受到解释变量本期项的影响,还受到它滞后项影响,或者被解释变量本身滞后项也会对政策结果施加影响。如果被解释变量只表现为解释变量和解释变量滞后项的函数,就是分布滞后模型,如果同时还是被解释变量自身滞后项的函数,就是自回归分布滞后模型,一般形式如:

$$y_t = \alpha_0 + \sum_{i=0}^{n} \beta_i x_{t-i} + \mu_t, \mu_t \sim IID(0, \sigma^2) \tag{6.1}$$

$$y_t = \alpha_0 + \sum_{i=0}^{n} \alpha_i y_{t-i} + \sum_{j=0}^{p} \sum_{i=0}^{n} \beta_{ji} x_{j,t-i} + \mu_t, \mu_t \sim IID(0, \sigma^2) \tag{6.2}$$

其中,$m$ 和 $n$ 分别是 $y_t$ 和 $x_{jt}$ 的最大滞后期,$p$ 表示外生变量的个数,对于滞后分布模型来说,由于 $x_t$ 与 $x_{t-i}$ 明显高度相关,使得 $\beta_i$ 的 OLS 估计值不很准确,参数估计失去意义,不能解释各个滞后项对因变量的影响,但是这不是一个严重问题,我们的注意力并不放在单个回归系数上,而是在这些回归系数的和,以了解当 $x_t$ 变化时对被解释变量的影响。尽管每一个的 $\beta_i$ 值并不精确,但是它们的和确是相当精确的[①]。这与本书研究的健康生产函数是多因素综合的机制是一致的,在其他因素都不变的情况下,卫生人员、医疗机构数量、农村合作医疗等会对健康产生综合结果。

## 二、数据来源和变量说明

本书选取每千人口病床数($X_1$)和卫生技术人员($X_2$)、政府卫生支出占 GDP 比重($X_3$)和农村合作医疗的参合率($X_4$)4 个变量作为自变量,选取死亡率($Y_1$)、孕产妇死亡率($Y_2$)、5 岁以下儿童死亡率($Y_3$)和新生儿死亡率($Y_4$)4 个变量作为因变量。其中死亡率、孕产妇死亡率等几个指标 1991～2009 年的数据来自于《中国卫生统计年鉴》,1990 年以前的数据来自于《新中国 50 年统计资料汇编》《中国农村统计年鉴》《中国人口统计年鉴》和人口调查以及有关的理论文献和专著,每千人口病床数和卫生技术人员数、卫生机构数来自于《中国统计年鉴》和《中国卫生统计年鉴》,农村合作医疗的数据来自《学习机制与适应能力:中国农村合作医疗的体制变迁的启示》[②]。

---

①张晓峒.计量经济分析[M].北京:经济科学出版社,2006:176-177.

②王绍光.学习机制与适应能力:中国农村合作医疗的体制变迁的启示[J].中国社会科学,2008(6):118.

另外,农村地区的医疗卫生事业绝大部分都是政府举办的,私人机构比例太小,因此对卫生技术人员、病床数等所属性质没有进行区分。政府卫生支出占 GDP 的比例则体现了政府对农村卫生事业的支持程度,比重越高,政府对医疗卫生支持力度越大;农村合作医疗参合率的高低可以用来反映农民获得最基本医疗保障的可能性程度。而之所以选择死亡率、孕产妇死亡率等几个健康指标表示健康状况,而不是单用死亡率指标,主要是因为,健康很难用单一指标衡量,选择不同死亡率对健康状况进行综合描述可以更全面,如从孕产妇死亡率可以看出妇幼保健水平的高低。

从表6.1变量统计分析看,传染病发病率、孕产妇死亡率、5岁以下儿童死亡率下降迅速,死亡率近些年呈上升趋势,医疗机构数量减少很快。这主要是由于农村医疗机构撤销合并而减少,一定程度上影响了医疗服务的提供效率,农村合作医疗的变化比较大,在政府强力介入下迅速推开,从 2003 年的 9% 增加到 2009 年的 94%。

表6.1　主要变量的统计描述

| 项目 | $Y_1$ | $Y_2$ | $Y_3$ | $Y_4$ | $X_1$ | $X_2$ | $X_3$ | $X_4$ |
|---|---|---|---|---|---|---|---|---|
| 均值 | 6.93 | 97.77 | 66.79 | 36.71 | 1.53 | 2.18 | 0.92 | 25.1 |
| 中位数 | 6.99 | 82.75 | 54.15 | 31.7 | 1.52 | 2.18 | 0.88 | 11.05 |
| 最大值 | 7.69 | 198.84 | 149.38 | 81.63 | 1.82 | 2.41 | 1.30 | 94.19 |
| 最小值 | 6.47 | 34 | 21.1 | 10.8 | 1.42 | 1.81 | 0.64 | 5 |
| 标准差 | 0.22 | 46.39 | 37.73 | 20.18 | 0.08 | 0.15 | 0.21 | 27.89 |
| 偏度 | 0.77 | 0.64 | 0.67 | 0.68 | 1.66 | -0.63 | 0.44 | 1.53 |
| 峰度 | 6.21 | 2.37 | 2.35 | 2.44 | 6.56 | 3.00 | 1.99 | 3.84 |
| J - B 检验 | 15.83 | 2.52 | 2.74 | 2.71 | 29.57 | 2.01 | 2.24 | 12.55 |
| 概率 | 0.00 | 0.28 | 0.25 | 0.26 | 0 | 0.37 | 0.33 | 0 |
| 样本容量 | 30 | 30 | 30 | 30 | 30 | 30 | 30 | 30 |

### 三、模型参数估计检验

我们用 Eviews6.0 软件,以每千人口病床数($X_1$)和卫生技术人员($X_2$)、政府卫生支出占 GDP 比重($X_3$)和农村合作医疗参合率($X_4$)4 个自变量,分别对死亡率($Y_1$)、孕产妇死亡率($Y_2$)、新生儿死亡率($Y_3$)和 5 岁以下儿童死亡率($Y_4$)进行回归分析,得到 4 个分布滞后模型,各个自变量对健康影响程度的参数估计如表6.2:

表6.2 卫生变量与健康关系的参数估计与检验

| 卫生变量 | $Y_1$ | | $Y_2$ | | $Y_3$ | | $Y_4$ | |
|---|---|---|---|---|---|---|---|---|
| | 参数 | T 统计量 | 参数 | T 统计量 | 参数 | T 统计量 | 参数 | T 统计量 |
| $C$ | 13.95 | 14.38 | 271.32 | 6.11 | 175.15 | 5.76 | 109.52 | 5.68 |
| $X_2$ | -2.68 | -4.03 | | | | | | |
| $X_4$ | -0.01 | -6.58 | -0.64 | -12.18 | -0.49 | -18.57 | -0.3 | -21.04 |
| $X_1(-2)$ | | | | | 43.31 | 2.44 | 36.51 | 4.9 |
| $X_1(-3)$ | | | 170.98 | 5.64 | 70.53 | | | |
| $X_2(-1)$ | 3.71 | 9.2 | -49.71 | -2.16 | -60.6 | -3.26 | -31.61 | -2.67 |
| $X_2(-2)$ | -3.51 | -9.97 | | | -153.84 | 4.94 | 95.07 | 4.81 |
| $X_2(-3)$ | | | -146.49 | -8.28 | -226.21 | -11.83 | -125.5 | -10.34 |
| $X_3(-2)$ | | | | | 49.48 | 4.23 | 31.47 | 4.31 |
| $X_3(-3)$ | | | | | -37.43 | -3.84 | -21.94 | -3.56 |
| $X_4(-1)$ | 0.02 | 6.16 | | | | | | |
| $X_4(-2)$ | -0.01 | -3.71 | | | | | | |
| OLS 检验 | | | | | | | | |
| Adj – $R^2$ | | | 0.82 | | 0.97 | | 0.99 | 0.99 |
| Log likelihood | | | 32.51 | | -83.95 | | -57.22 | -45.75 |
| F – statistic | | | 17.03 | | 239.97 | | 476.43 | 376.08 |
| DW | | | 1.6 | | 1.67 | | 2.25 | 2.34 |

从模型的检验来看,各个变量参数值的 T 统计量通过了检验,相应的概率都在 0.05 以下,限于篇幅这里没有列出 p 值。4

个分布滞后模型的 Adj – $R^2$ 分别是 0.82、0.97、0.99 和 0.99,说明模型的解释力较好,DW 值分别是 1.6、1.67、2.25 和 2.34,对各个模型的残差序列检验表明都是平稳序列不存在单位根,对模型进行的 LM 检验(表 6.3)结果也表明拒绝残差序列存在序列相关的原假设。

表 6.3　Breusch – Godfrey Serial Correlation LM 检验

| | $y_1$ | $y_2$ | $y_3$ | $y_4$ |
|---|---|---|---|---|
| F – statistic | 1.16 | 1.22 | 2.91 | 2.46 |
| Prob. F(2,17) | 0.34 | 0.32 | 0.08 | 0.12 |
| Obs*R – squared | 3.24 | 2.94 | 7.19 | 6.07 |
| Prob. Chi – Square(2) | 0.20 | 0.23 | 0.03 | 0.05 |

### 四、检验结果分析

表 6.2 显示了医疗卫生人员、政府卫生支出、农村合作医疗参合率的变化对死亡率、孕产妇死亡率等 4 个代表健康水平状况的影响。

(一)单变量效应分析

首先,病床数量变化存在滞后负效应,不是影响健康状况改善的重要因素,即对当期的死亡率、孕产妇死亡率等没有影响,其滞后变量会对孕产妇死亡率、新生儿死亡率和 5 岁以下儿童死亡率带来负面影响。具体表现在:当期每千人口病床数的变化对当期的死亡率、孕产妇死亡率、新生儿死亡率和 5 岁以下儿童死亡率没有影响;滞后 3 期的影响系数是 170.98,滞后 2 期、3 期对新生儿死亡率的影响系数是 43.31 和 70.53;滞后 2 期对 5 岁以下儿童死亡率的影响系数是 36.51。这意味着如果增加病床数量而不改变其他变量,将会对后期妇幼保健工作带来负效应,可见给病人提供大量病床数量虽然是进行医疗服务的必要条件,但并不一定能改善健康状况,还有别的重要影响因素,这或许是由于选择的数据量太少而低估了病床数量的作用,或者是病床数量使用上需要提高效率。

其次,卫生技术人员变化是影响健康的重要因素。卫生技术人员对死亡率的影响系数在当期是 -2.68,滞后 1 期是 3.71,滞后 2 期是 -3.51,也就是意味着如果增加农村卫生技术人员数量 1%,当期死亡率将降低 2.68%,滞后 1 期将增加 3.71%,滞后 2 期将降低 3.51%,综合起来将降低死亡率 2.54%;滞后 1 期和 3 期卫生技术人员变量对孕产妇死亡率的影响系数是 -49.71 和 -146.49,显示出技术人员对孕产妇死亡率的最大滞后效应,预示着技术人员的水平对孕产妇健康改善的巨大作用;滞后 1、2、3 期卫生技术人员对新生儿的死亡率的影响系数分别是 -60.6、153.84 和 -226.21;滞后 1、2、3 期对 5 岁以下儿童死亡率的影响系数分别是 -31.61、95.07、-125.5,由此可以看出,无论是对孕产妇,还是对儿童国民整体健康技术人员的数量和技术水平都是一个重要因素,改善农村居民健康状况,不仅仅是提供医疗设备,更重要的是需要大量高水平的技术人员,这也恰是制约农村居民健康改善的重要因素。过去简单的医疗条件下以"赤脚医生"为标志的农村合作医疗制度所取得成就也说明,即使技术水平不高的医生,其提供的最基本医疗保健服务也是提高健康的一个重要影响因素,现在的医疗保障体系尚未重视到这些最基本的服务可以起到的作用,影响了医疗服务的可及性。

再次,政府卫生支出占 GDP 比重对各个健康变量的影响存在明显的滞后效应,滞后 2 期、3 期对新生儿的死亡率的影响系数是49.48 和 -37.43,对 5 岁以下儿童死亡率的影响系数是 31.47 和 -21.94,综合来看,提高政府卫生支出占 GDP 的比重,并不一定能改善健康状况,这也许是因为公共部门的低效率,政府通过改善卫生服务的可及性和反应性满足个人卫生需求的结果,可能仅仅是提高了社会福利,但却没有导致健康状况的改善。这并不是指提高卫生支出占 GDP 的比重完全没用,而只是说低效率的运行对改善健康的影响作用非常微弱。但是,也应该看到其他一些卫生资源都来源于卫生支出,如果国民经济迅速发展,居民健康良好,医疗支出总量较少,那么占 GDP 比重降低也是自然而然的事情。

最后,农村合作医疗参合率能够迅速影响健康改善。农村合作医疗普及程度的提高对当期的死亡率、孕产妇死亡率、新生儿死亡率和 5 岁以下儿童死亡率的影响系数是 −0.01、−0.64、−0.49和 −0.3,表明提高当期的农村合作医疗参合率 1%,会降低死亡率 0.01‰、孕产妇死亡率 6.48/10 万、新生儿死亡率 0.49‰和 5岁以下儿童死亡率 0.3‰。农村合作医疗参合率对死亡率滞后 1期的影响系数是 0.02,滞后 2 期是 −0.01;农村合作医疗参合率的滞后 1 期、2 期对孕产妇死亡率影响系数分别是 6.16 和−3.71,对新生儿死亡率和 5 岁以下儿童死亡率不存在滞后效应。从这里可以看出,2003 年以后迅速推开的新农村合作医疗确实对改善农村居民健康状况起到了应有的作用,制度形成之初使得以往看病难的问题得到暂时缓解,但是制度创新所带来的效应不可能长期存在,随着制度固化,制度本身不完善等因素会成为改善健康的阻碍。因此在新制度带来的效应能量尚未完全释放之前,在巩固新农合参合率的基础上,寻求更好的改善健康因素是迫切需要解决的问题之一。

(二)综合效应分析

根据滞后分布模型的原理,可以分析综合因素对因变量的影响。就这几个模型来看,可以发现:

第一,死亡率主要是受到卫生技术人员和农村合作医疗参合率的影响,当期影响系数分别是 −2.68 和 −0.01;滞后 1 期变量对死亡率带来负效应,影响系数分别是 3.71 和 0.02;滞后 2 期影响系数分别是 −3.51 和 −0.01。卫生技术人员对死亡率的综合

效应是 -2.48,农村合作医疗参合率综合效应是0,两个变量对死亡率的总效应是 -2.48。

第二,孕产妇死亡率受到农村合作医疗、病床数、卫生人员的影响。卫生技术人员滞后1期、3期的影响系数分别是 -49.71 和 -146.49;病床数滞后3期的影响系数是170.98;农村合作医疗参合率滞后1期、2期的影响系数分别是6.16 和 -3.71。综合效应只有卫生技术人员的是正效应,达到了196.2,病床数和农村合作医疗参合率都是负效应,分别是 -170.98 和 -1.81,3个因素对孕产妇健康的总效应是23.41。这样的结果和单因素的分析相同,充分说明医务人员的作用不可替代。

第三,新生儿死亡率主要受病床数、卫生人员和农村合作医疗的影响和制约。农村合作医疗参合率会影响到当期儿童死亡率,影响系数是 -0.49;病床数滞后1期、2期带来的负效应分别是43.31 和70.53,说明病床数运用的效率低;卫生技术人员滞后1期、3期能够改善健康,影响系数分别是 -60.6 和 -153.84;政府卫生支出占GDP比重总的影响为12.05,3个因素对新生儿死亡率总效应是 -7.57。

第四,5岁以下儿童死亡率受到病床数、卫生人员和农村合作医疗的影响。参合率降低当期死亡率系数是 -0.3,病床数滞后2期的影响系数是36.61,卫生人员滞后1、2和3期对死亡率造成的影响是 -62.04,卫生支出占GDP比重的总效应是9.53,3个因素总效应是 -16.3。

(三)结论

无论是单个变量对健康指标的影响还是综合因素对健康的影响分析都表明,卫生人员是对各个健康指标最重要的影响因素,特别是高技术水平的医务人员,因为对于新增加医务人员来说还需要时间在工作中提高自己的技术,这也许就是存在明显的滞后效应的原因。农村合作医疗制度的建立和参合率的提高有助于健康改善,但是制度创新不可能永远持久发挥效用,要在创新效应散尽之前不断完善,防止制度固化带来的僵硬和低效率。病床数虽然对健康的改善效果欠佳,但是足够的病床数也是进一步开展医疗服务的必备的医疗设施,要不断提高使用效率,防止和减少资源浪费。卫生支出占 GDP 比重对健康的改善效果微弱,这并不意味增加卫生支出和提高卫生支出占 GDP 比重不重要,卫生支出可能受到很多因素的影响,比如非典型性肺炎等一些突发卫生事件会临时加大比重,医疗卫生保障体系的完善、农村合作医疗体系的建设等也会引起卫生支出增加,这些都是必需的,如果民众都处于健康状况,那么支出势必会减少,占 GDP 的比重也会降低。

# 第二节  农村卫生财政支出政策模拟

政府卫生支出的最终目的是给国民提供可及的医疗健康服务,从而保证国民健康。以往的分析表明农村居民和城市居民的健康有很大的差距,这些差距很多应该归因政府的卫生支出政策和运行过程的低效率。本节将根据影响健康的因素选择几个政策变量,进行模拟,分析实行相关政策以后健康的改善程度,为提出政策建议提供经验分析。

## 一、政策模拟选择

卫生支出与健康的关系经验分析为进行政策模拟提供了经验支持,综合考虑各种因素,决定选定以下几个变量,对改变公共政策以后健康状况进行模拟,检验公共政策对健康改善效应。

1980~2009 年,假定政府实行以下公共卫生政策:

(1)每千人口病床数每年增加 10%;

(2)每千人口卫生技术人员每年增加 10%;

(3)政府卫生支出占 GDP 比重每年增加 10%;

(4)农村合作医疗的参合率每年提高10%①;

(5)同时实行政策(1)～(4)。

政策(1)和(2)是从增加农村卫生资源,缩小城乡卫生医疗资源的差距出发实施的公共政策,政策(3)是从宏观整体上增加卫生总量投入的公共政策,政策(4)是反应农村基本医疗保障网建设普及程度的公共政策,政策(5)则是(1)～(4)政策的综合叠加。

**二、政策模拟对健康影响分析**

把要实行的政策模拟变量带入到所建立的滞后分布回归模型,可以得到各个健康指标相应的变化情况(由于篇幅限制,只给出了部分数据,没有列出全部数据)。

表6.4给出了实施政策(1)即每年增加千人口病床数10%以后的健康改善效果。从模拟结果来看,该政策实施带来的效果是负面的,死亡率在模型里没有出现,因此前后没有变化,而孕产妇死亡率、5岁以下儿童死亡率和新生儿死亡率均比原来同期有所上升,健康状况恶化。孕产妇死亡率的平均值从87.82/10万增加到113.6/10万,5岁以下儿童死亡率的平均值从58.67‰增加到75.85‰,新生儿死亡率的平均值从32.31‰增加到37.83‰,3个指标平均增长分别是29.4%、29.3%和17.1%。增加人均病床数量对健康指标造成的负面效应影响程度排名是孕产妇死亡率>5岁以下儿童死亡率>新生儿死亡率。这说明农村病床的使用效率比较低,2009年乡镇卫生院的病床使用率只有60.7%,而同期全国的病床使用率是90%②。病床使用效率不高造成了对健康改善

---

①这里参合率最高结果是100%,也就是农村合作医疗实现全覆盖,计算参合率结果超过100%时,只能按照100%计算。

②中华人民共和国卫生部.2010中国统计年鉴[M].北京:中国协和医科大学出版社,2010.

的负效用,这也从侧面反映了尽管由于新农村合作医疗的推广与普及为农村居民提供一个基本防护网络对健康有所改善,但是制约农村居民健康改善的因素还有很多,居高不下的住院医疗费用、收入增长缓慢、教育养老等支出都会影响到农民到医院就医的意愿和病床使用,调查数据①显示,不去看的占54%,21%选择在村卫生所就医而不是去乡镇卫生院,18%的人宁愿去私人诊所就医,这充分说明农村卫生院病床利用效率亟待提高。

表6.4 模拟政策(1)对健康的影响

| 年份 | 死亡率 | | 孕产妇死亡率 | | 5岁以下儿童死亡率 | | 新生儿死亡率 | |
|------|------|------|------|------|------|------|------|------|
| | 前 | 后 | 前 | 后 | 前 | 后 | 前 | 后 |
| 1983 | 7.69 | 7.69 | 165.60 | 182.13 | 122.00 | 135.55 | 66.20 | 69.85 |
| 1987 | 6.73 | 6.73 | 129.80 | 154.83 | 93.10 | 112.77 | 50.10 | 57.16 |
| 1991 | 7.13 | 7.13 | 100.00 | 132.21 | 71.10 | 89.42 | 37.90 | 44.69 |
| 1995 | 6.99 | 6.99 | 76.00 | 95.85 | 51.10 | 67.69 | 31.10 | 37.57 |
| 1999 | 6.98 | 6.98 | 79.70 | 100.97 | 47.70 | 64.26 | 25.10 | 30.63 |
| 2003 | 7.02 | 7.02 | 65.40 | 81.10 | 33.40 | 49.18 | 20.10 | 24.72 |
| 2007 | 7.04 | 7.04 | 41.30 | 58.38 | 21.80 | 34.65 | 12.80 | 15.34 |
| 2009 | 7.09 | 7.09 | 34.00 | 62.43 | 21.10 | 37.56 | 10.80 | 16.20 |

表6.5给出了实施模拟政策(2)即每年增加卫生人员数量10%对健康改善的效果。模拟结果和前面建立模型参数估计结果一致,卫生技术人员是影响健康的关键因素,表明增加卫生人员的公共政策效果明显,有效地改善了农村居民健康状况。卫生人员的增加使死亡率1983年下降0.51‰,1991年下降0.71‰,2009年下降0.54‰,1983~2009年,平均死亡率从6.96‰降到6.41‰。政策实施对孕产妇健康改善效果更好,增加医务人员使孕产妇享受了更多的医疗服务,孕产妇死亡率1983年从165.60/10万降到

---

①谢小青,许成珍.新型农村合作医疗制度的农民意愿和政策选择——基于安徽省农户调查数据的实证研究[J].中国软科学,2009(9):60-66.

120.78/10 万,降低了 34.82/10 万,平均死亡率从 87.82/10 万下降到 45.04/10 万,下降了 48.7%。5 岁以下儿童和新生儿死亡率也从增加医疗技术人员中获益匪浅,前者的平均死亡率从 58.67‰下降到 29.79‰,下降了 49.2%,后者的平均死亡率从 32.31‰下降到 18.85‰,下降幅度达到了 41.7%。政策效果排序是 5 岁以下儿童死亡率 > 孕产妇死亡率 > 新生儿死亡率 > 死亡率。因此改善农村居民健康需要培养大量的医务人员,而这远比增加病床数量重要和困难得多,农村相对较差的生活条件和环境,对于吸引人才,留住人才都是一个不小的挑战。

**表 6.5 模拟政策(2)对健康的影响**

| 年份 | 死亡率 | | 孕产妇死亡率 | | 5 岁以下儿童死亡率 | | 新生儿死亡率 | |
|---|---|---|---|---|---|---|---|---|
| | 前 | 后 | 前 | 后 | 前 | 后 | 前 | 后 |
| 1983 | 7.69 | 7.18 | 165.60 | 120.78 | 122.00 | 94.65 | 66.20 | 53.25 |
| 1987 | 6.73 | 6.19 | 129.80 | 87.73 | 93.10 | 68.40 | 50.10 | 39.20 |
| 1991 | 7.13 | 6.43 | 100.00 | 65.29 | 71.10 | 44.31 | 37.90 | 26.03 |
| 1995 | 6.99 | 6.29 | 76.00 | 28.27 | 51.10 | 21.81 | 31.10 | 18.26 |
| 1999 | 6.98 | 6.38 | 79.70 | 28.02 | 47.70 | 15.25 | 25.10 | 10.40 |
| 2003 | 7.02 | 6.43 | 65.40 | 8.80 | 33.40 | 0.49 | 20.10 | 4.50 |
| 2007 | 7.04 | 6.52 | 41.30 | -8.71 | 21.80 | -10.69 | 12.80 | -3.46 |
| 2009 | 7.09 | 6.55 | 34.00 | -5.34 | 21.10 | -9.20 | 10.80 | -3.50 |

注:理论上来说死亡率最低值只能是 0,不可能出现负值,进行模拟过程不可避免会出现偏差,这里可以看作是趋向于 0。

表 6.6 显示了模拟政策(3),即政府卫生支出占 GDP 比重每年增加 10% 对健康产生什么影响。从模拟的结果看政府卫生支出占 GDP 比重对健康改善效果微弱。实施增加政府卫生支出占 GDP 比重公共政策能够降低每年的死亡率,使得死亡率的平均值从 6.96‰下降到 6.81‰,下降幅度是 2.2%。政府卫生支出占 GDP 的比重变化对孕产妇死亡率没有影响。5 岁以下儿童和新生

儿死亡率对政府卫生支出占 GDP 比重变化呈现好坏交错改善效果不稳定的趋势,5 岁以下儿童健康状况在实施政策以后,1983年、1989 年、2007 年等 9 个年份产生了好的结果,死亡率比当年有所降低,其余年份都是呈恶化趋势,说明整体效果不利于 5 岁以下儿童健康改善;新生儿的健康改善效果略好于 5 岁以下儿童,除了有 9 个年份的改善以外,1997 年的死亡率没有发生变化。健康效果排序是死亡率 > 5 岁以下儿童死亡率 > 新生儿死亡率 > 孕产妇死亡率。因此,政府卫生支出占 GDP 比重的变化,对几个健康指标的影响比较复杂,健康改善效果亟待提高。这也表明,单纯依靠提高政府卫生支出占 GDP 比重难以完成提高绩效改善健康的目标,需要寻找提高政府资金的使用效率的途径和方法,降低政府卫生支出的负效用,总体改善健康。

表 6.6　模拟政策(3)对健康的影响

| 年份 | 死亡率 | | 孕产妇死亡率 | | 5 岁以下儿童死亡率 | | 新生儿死亡率 | |
|---|---|---|---|---|---|---|---|---|
| | 前 | 后 | 前 | 后 | 前 | 后 | 前 | 后 |
| 1983 | 7.69 | 7.46 | 165.60 | 165.62 | 122.00 | 120.32 | 66.20 | 65.66 |
| 1987 | 6.73 | 6.50 | 129.80 | 129.79 | 93.10 | 96.17 | 50.10 | 52.50 |
| 1991 | 7.13 | 6.81 | 100.00 | 100.00 | 71.10 | 73.81 | 37.90 | 40.18 |
| 1995 | 6.99 | 6.71 | 76.00 | 76.00 | 51.10 | 51.81 | 31.10 | 32.48 |
| 1999 | 6.98 | 6.86 | 79.70 | 79.70 | 47.70 | 47.05 | 25.10 | 25.50 |
| 2003 | 7.02 | 6.89 | 65.40 | 65.40 | 33.40 | 33.16 | 20.10 | 20.08 |
| 2007 | 7.04 | 6.91 | 41.30 | 41.30 | 21.80 | 19.28 | 12.80 | 10.89 |
| 2009 | 7.09 | 6.94 | 34.00 | 34.00 | 21.10 | 21.84 | 10.80 | 11.47 |

　　表 6.7 给出了实施公共政策(4),即每年提高农村合作医疗参合率 10% 以后,死亡率、孕产妇死亡率等代表健康状况指标的变化情况。可以看到,农村合作医疗的参合率提高带来健康改善效果:死亡率改善微弱,平均死亡率值下降只有 0.04%;平均孕产

妇死亡率从 87.82/10 万下降到 86.56/10 万,健康改善了 1.4%;5
岁以下儿童平均死亡率从 58.67‰下降到 57.72‰,下降了 1.6%;
新生儿死亡率的平均值从 32.31‰下降到 31.73‰,下降幅度是
1.8%。效果排序是新生儿死亡率>5 岁以下儿童死亡率>孕产妇
死亡率>死亡率。总体上,提高农村合作医疗的参合率有助于改
善健康状况,但是效果微弱,主要是农村合作医疗巨大变迁所致,
农村合作医疗曾经被誉为保护农民健康的一大法宝,但是以集体
经济为支撑的合作医疗体系随集体经济发展乏力而逐渐衰落,公
共财政没有及时的介入提供资金支持,使农村合作医疗的参合率
大幅度下降,从而影响了健康改善效果。2003 年以后政府强力介
入使得新农村合作医疗迅速推开,为农民健康提供了一个基本保
护网络,提高了农民获得医疗服务的可能性。

表 6.7　模拟政策(4)对健康状况的影响

| 年份 | 死亡率 | | 孕产妇死亡率 | | 5 岁以下儿童死亡率 | | 新生儿死亡率 | |
|---|---|---|---|---|---|---|---|---|
| | 前 | 后 | 前 | 后 | 前 | 后 | 后 | 前 |
| 1983 | 7.69 | 7.68 | 165.60 | 156.11 | 122.00 | 118.02 | 66.20 | 64.00 |
| 1987 | 6.73 | 6.70 | 129.80 | 127.28 | 93.10 | 94.44 | 50.10 | 51.18 |
| 1991 | 7.13 | 6.96 | 100.00 | 106.54 | 71.10 | 72.10 | 37.90 | 38.92 |
| 1995 | 6.99 | 6.84 | 76.00 | 71.38 | 51.10 | 50.64 | 31.10 | 31.58 |
| 1999 | 6.98 | 6.96 | 79.70 | 73.05 | 47.70 | 45.61 | 25.10 | 24.48 |
| 2003 | 7.02 | 7.00 | 65.40 | 54.87 | 33.40 | 31.79 | 20.10 | 19.08 |
| 2007 | 7.04 | 7.00 | 41.30 | 27.99 | 21.80 | 13.84 | 12.80 | 7.40 |
| 2009 | 7.09 | 7.09 | 34.00 | 33.70 | 21.10 | 17.62 | 10.80 | 8.71 |

表 6.8 给出的是实施政策(5),即同时进行 4 项公共政策健
康的变化情况。模拟结果显示健康改善效果显著:平均死亡率从
6.96‰下降到 6.26‰,健康改善了 10%;孕产妇平均死亡率下降
了 21.8%,从 87.82/10 万下降到 69.54/10 万;5 岁以下儿童平均

死亡率从 58.67‰下降到 47.08‰,下降了 19.85%;新生儿平均死亡率从 32.31‰下降到 24.63‰,下降了 23.8%。这一结论也证实了健康是多因素影响的结果,是系统反应的产物,单一因素对健康产生的改善效应,会受到别的因素影响而产生偏差,因此,健康改善绝不是由单一因素决定的,要想提高健康水平,需要影响对健康的多种因素实施多种政策,达到综合效应。

表 6.8　模拟政策(5)对健康状况的影响

| 年份 | 死亡率 | | 孕产妇死亡率 | | 5 岁以下儿童死亡率 | | 新生儿死亡率 | |
|---|---|---|---|---|---|---|---|---|
| | 前 | 后 | 前 | 后 | 前 | 后 | 前 | 后 |
| 1983 | 7.69 | 7.02 | 165.60 | 145.38 | 122.00 | 112.87 | 66.20 | 59.78 |
| 1987 | 6.73 | 5.98 | 129.80 | 113.99 | 93.10 | 87.01 | 50.10 | 45.62 |
| 1991 | 7.13 | 6.27 | 100.00 | 89.80 | 71.10 | 62.02 | 37.90 | 32.26 |
| 1995 | 6.99 | 6.14 | 76.00 | 51.30 | 51.10 | 38.42 | 31.10 | 24.15 |
| 1999 | 6.98 | 6.26 | 79.70 | 54.38 | 47.70 | 33.58 | 25.10 | 16.50 |
| 2003 | 7.02 | 6.31 | 65.40 | 33.87 | 33.40 | 17.94 | 20.10 | 10.34 |
| 2007 | 7.04 | 6.35 | 41.30 | 10.33 | 21.80 | 2.740 | 12.80 | 0.17 |
| 2009 | 7.09 | 6.42 | 34.00 | 15.89 | 21.10 | 6.52 | 10.80 | 1.59 |

表 6.9　模拟政策平均健康综合比

| 政策 | 死亡率 | | 孕产妇死亡率 | | 5 岁以下儿童死亡率 | | 新生儿死亡率 | |
|---|---|---|---|---|---|---|---|---|
| | 平均值 | 排名 | 平均值 | 排名 | 平均值 | 排名 | 平均值 | 排名 |
| 政策(1) | | | 113.60 | 5 | 75.85 | 5 | 37.83 | 5 |
| 政策(2) | 6.41 | 2 | 45.04 | 1 | 29.79 | 1 | 18.85 | 1 |
| 政策(3) | 6.81 | 3 | 108.82 | 4 | 59.74 | 4 | 33.16 | 4 |
| 政策(4) | 6.95 | 4 | 86.56 | 3 | 57.72 | 3 | 31.73 | 3 |
| 政策(5) | 6.26 | 1 | 69.54 | 2 | 47.08 | 2 | 24.63 | 2 |

　　表 6.9 显示了 5 项公共政策以平均死亡率为标准的政策效果

排序:对死亡率的影响效果政策(5)>政策(2)>政策(3)>政策(4)>政策(1),对孕产妇死亡率的影响效果政策(2)>政策(5)>政策(4)>政策(3)>政策(1),对5岁以下儿童的影响效果政策(2)>政策(5)>政策(4)>政策(3)>政策(1),对新生儿死亡率的影响效果政策(2)>政策(5)>政策(4)>政策(3)>政策(1)。

### 三、政策模拟对绩效的影响

(一)模拟政策选择和数据说明

政策模拟对健康影响的结果分析表明,恰当的公共政策可以有效地改善居民健康状况,依据上述的模拟结果,并结合绩效评价的指标,选取政策(2)即增加卫生技术人员对绩效的影响进行分析,这里基于3个考虑:一是与其他单因素对健康的影响相比,卫生技术人员对健康改善效果更明显,而其他因素由于不同原因效率比较低,难以估计;二是本来可以用政策(5)来模拟,但是为了和绩效评级指标的衔接,便于观察前后绩效的变化,采用了政策(2);三是无论采用哪个政策模拟,其实最终目的都是说明公共政策的变化是否能够改善健康和提高财政农村卫生支出绩效。

在政策(2)对绩效影响进行模拟的过程中,假定人均卫生费用、每千人病床数、政府卫生支出占GDP比重、农村合作医疗参合率、婴儿死亡率、法定传染病发病率保持不变,卫生技术人员每年增加10%,死亡率、孕产妇死亡率、5岁以下儿童死亡率和新生儿死亡率根据分布滞后模型的预测发生相应的改变。模拟过程中采用第五章进行绩效评价时所用的方法。首先对公平性影响进行分析,其次对效率性影响进行分析,最后进行综合分析。

(二)政策模拟对公平维度的影响

根据选用的指标数据和灰色关联理论,经过对相应的权重和数据的处理计算,得到了政策(2)对公平绩效的影响,结果如表

6.10所示,由于篇幅限制没有列出全部结果。

表6.10 模拟政策(2)对公平绩效的影响

| 年份 | 配置公平 | | 健康公平 | | 综合公平 | |
|---|---|---|---|---|---|---|
| | 前 | 后 | 前 | 后 | 前 | 后 |
| 1983 | 3.63 | 3.48 | 2.31 | 2.24 | 2.72 | 2.62 |
| 1987 | 3.17 | 2.98 | 2.16 | 2.02 | 2.47 | 2.32 |
| 1991 | 3.14 | 2.86 | 2.22 | 1.84 | 2.50 | 2.15 |
| 1995 | 2.60 | 2.33 | 2.03 | 1.46 | 2.21 | 1.72 |
| 1999 | 2.41 | 2.21 | 2.37 | 1.33 | 2.38 | 1.60 |
| 2003 | 2.58 | 2.34 | 1.93 | 1.21 | 2.13 | 1.50 |
| 2007 | 2.69 | 2.48 | 1.78 | 1.21 | 2.06 | 1.60 |
| 2008 | 2.64 | 2.44 | 1.85 | 1.25 | 2.09 | 1.62 |
| 2009 | 2.86 | 2.60 | 1.83 | 1.24 | 2.14 | 1.66 |
| 均值 | 2.86 | 2.63 | 2.07 | 1.55 | 2.31 | 1.88 |

表6.10清楚地给出了实施公共政策(2)以后,财政农村卫生支出在公平维度上的绩效变化轨迹。增加农村地区医疗技术人员的数量,不仅缩小了城乡之间卫生技术人员的配置差距,还对财政农村卫生支出公平维度绩效产生了重要影响,缩小了城乡之间公平度的差距,具体表现在:配置公平的差距由模拟前的平均2.86倍缩小到2.63倍,健康公平差距由模拟前的平均2.07倍缩小到1.55倍,综合公平差距由模拟前的2.31倍缩小到1.88倍,分别缩小了8%、25%和18.6%,特别是健康公平的改善效果十分明显。

这说明向广大农村地区提供足够数量的医疗技术人员对农村居民健康改善至关重要。改善农村居民健康和提高财政农村卫生支出绩效不仅要重视硬件的建设和投入,更要重视软件的投入,特别是大量的高水平医疗技术人员的投入。

(三)政策模拟对效率维度的影响

依据选用的指标数据,经过对相应的权重和数据的处理计算,利用 DEA 软件程序,得到了实施公共政策(2)以后,效率维度的变化情况,结果如表 6.11 所示。在其他条件不变的情况下,增加卫生技术人员以后总技术效率 1983~1998 年小幅下降,平均下降幅度为 5.3%,1999~2003 年小幅上升,DEA 有效值从模拟前的 2004 年移动到了 2003 年,2005~2009 年的总技术效率有所增加,27 年间平均 DEA 有效值从模拟前的 0.665 增加到模拟后的 0.689。纯技术效率值平均值从 0.839 增加到 0.932,规模效率平均值从 0.782 下降到 0.735。因此,从长期看政策(2)对效率绩效的提高是有益的,但是明显小于对公平维度绩效的改善程度,这也说明效率和公平兼顾的难度。从 DEA 有效性自身看,财政农村卫生支出效率亟待提高。要提高财政支出自身效率和卫生资源的效率,减少资源浪费,在不增加投入的情况下寻求提高效率的途径,从而提高整体绩效。

表 6.11　政策模拟对效率维度的影响

| 年份 | 总技术效率($\theta^*$) | | 纯技术效率($\delta^*$) | | 规模效率($\rho^*$) | | 规模报酬 | |
|---|---|---|---|---|---|---|---|---|
| | 前 | 后 | 前 | 后 | 前 | 后 | 前 | 后 |
| 1983 | 0.39 | 0.366 | 0.755 | 0.857 | 0.517 | 0.426 | 递增 | 递增 |
| 1987 | 0.513 | 0.482 | 0.804 | 0.911 | 0.637 | 0.529 | 递增 | 递增 |
| 1991 | 0.58 | 0.541 | 0.824 | 0.932 | 0.703 | 0.581 | 递增 | 递增 |
| 1995 | 0.715 | 0.694 | 0.82 | 0.926 | 0.872 | 0.75 | 递增 | 递增 |
| 1999 | 0.71 | 0.718 | 0.818 | 0.924 | 0.867 | 0.777 | 递增 | 递增 |
| 2003 | 0.852 | 1 | 0.868 | 1 | 0.982 | 1 | 递增 | 不变 |
| 2007 | 0.877 | 0.87 | 0.959 | 0.872 | 0.915 | 0.998 | 递减 | 递增 |
| 2008 | 0.862 | 0.885 | 0.952 | 0.951 | 0.905 | 0.93 | 递减 | 递减 |
| 2009 | 0.884 | 0.893 | 1 | 1 | 0.884 | 0.893 | 递减 | 递减 |
| 均值 | 0.665 | 0.689 | 0.839 | 0.932 | 0.782 | 0.735 | | |

（四）综合影响

实施政策（2）以后，公平维度和效率维度的绩效变化也会影响到整体绩效的变动。

根据两个维度的变动数据和相关的计算方法，得到了财政农村卫生支出的整体绩效变化情况，如表6.12所示：

表6.12　政策模拟对整体绩效的影响

| 年份 | 效率维 | | 公平维 | | 综合评价 | |
|---|---|---|---|---|---|---|
| | 前 | 后 | 前 | 后 | 前 | 后 |
| 1983 | 0.39 | 0.37 | 0.37 | 0.38 | 0.38 | 0.38 |
| 1987 | 0.51 | 0.48 | 0.40 | 0.43 | 0.47 | 0.46 |
| 1991 | 0.58 | 0.54 | 0.40 | 0.46 | 0.51 | 0.51 |
| 1995 | 0.72 | 0.69 | 0.45 | 0.58 | 0.62 | 0.65 |
| 1999 | 0.71 | 0.72 | 0.42 | 0.62 | 0.60 | 0.68 |
| 2003 | 0.85 | 1 | 0.47 | 0.64 | 0.71 | 0.86 |
| 2007 | 0.88 | 0.87 | 0.49 | 0.63 | 0.73 | 0.786 |
| 2008 | 0.86 | 0.89 | 0.48 | 0.62 | 0.72 | 0.78 |
| 2009 | 0.88 | 0.89 | 0.47 | 0.60 | 0.73 | 0.78 |
| 均值 | 0.70 | 0.69 | 0.44 | 0.55 | 0.60 | 0.64 |

从表6.12可以看出，增加农村卫生人员的公共政策提高了总体绩效水平，其中效率维绩效稍微有所下降，平均值由0.70下降到0.69，公平维度绩效平均值从0.44提高到0.55，增加了25%。在该政策的影响下，公平度得分从1998年以后超过了0.6，大大高于模拟以前最高0.47的水平。

由此可见资源配置公平是影响改善健康状况和提高绩效的重要因素。

# 第三节　绩效优化建议

健康是人类追求的永恒主题和全面发展的基础,保持良好的健康状况,不仅是发展的目的,也是提高劳动生产率、加速经济增长和促进社会发展的必要条件。高效的医疗健康体系是改善健康的重要保证,作为这一体系中重要的一个供给者,政府财政亟待提高其支出效率,以应对疾病侵袭给国民造成的健康损失。针对中国农村现状,优化财政农村卫生支出绩效思路是坚持以人为本,以保证人人享有健康为目标,改善公平,强化激励和约束机制,提高效率,政治经济社会政策协调综合推进。

## 一、明确支出干预目标

农村卫生是我国国民卫生体系的重要组成部分,保证农民健康需要良好的农村卫生服务体系,作为这一体系重要的资金支持者——财政部门,需要提高自身的支出绩效,明确一个观念,实现两个转变。

（一）明确卫生支出是生产性支出的观念

长时间以来我国卫生支出被看作是消费性支出和非生产性支出,在财政支出的分类表中可以找到相关数据。这意味着对政策制定来说,这些支出不能够对私人经济产生直接影响,不能够直接或间接增加效用,所以对卫生的投入规模也不大。卫生总支出占GDP的比重大多在4%以下,而政府卫生支出占卫生总支出的比重从1978年的32%下降到2007年的20.3%,2000年政府卫生支出占卫生总支出的15.47%,占当年GDP的0.7%。政府卫生支出不足造成一些关键健康指标数据下降,使整体国民健康状况恶化,特别是在广大的农村地区,出现一些曾经消失的传染病重新流行,农村居民缺乏医疗保障,医药负担沉重,城乡健康差距拉大的不良局面。

其实,医疗支出是生产性支出,支出效果是生产了健康劳动力,它是劳动力再生产的重要因素,没有医疗投入,就没有健康的身体。没有人能逃避疾病的侵袭,无论你多么健康。缺乏健康的劳动力,社会生产将不能进行,生产效率也将会大打折扣。世界卫生组织、世界银行等国际性组织都无一例外地把投资于健康看作是一项重要的人力资本投资,并把它和教育称作是人力资本的基石。我国是人口大国,但是还不是人力资源强国,把巨大的人口优势转化为人口资源胜势,不仅需要高质量的教育作支撑,还需要健康的身体作后盾,再高的智商没有健康的身体,对社会的贡献也会受到影响。

因此,转变对卫生支出的看法是加大对卫生投入的先决条件,如果还坚持卫生支出是消费性支出的观点,就会缺乏投资于健康的原动力,也会对社会和个人健康获得能力产生不利影响。

(二)实现支出干预目标是健康的转变

与财政支出的分类和财政卫生支出的消费性相应,现行的政府卫生支出干预目标过于重视卫生本身,而忽略了最重要目标——健康。

改革开放以来,我国在"以经济建设为中心"原则的指导下,坚持把经济增长作为社会发展目标,坚持效率优先兼顾公平的发展战略,政策给了一部分人、一部分地区先富起来自由的空间,社会上兴起了对 GDP 追求的风尚,几乎所有的其他目标围绕以经济为中心,为经济增长服务。医疗卫生事业也开始了市场化的改革,实行利益驱动的激励模式,确实减轻了政府的负担,使得政府有更多资金去大力发展经济,中国卫生事业也确定了"以防病治病,保护和修复劳动力"的发展方针和目标。政府对卫生事业的支持逐渐下降,外部性很强的预防性医疗也在利益驱动下变得更加昂贵而难以获得,广大的农村地区长期面临缺医少药、小病难看、大病不敢看的困难局面。

经济增长虽然可以改善人民生活,但是却不能给人们提供健康。经济增长不等于发展,发展的目的不仅要实现经济增长,还需要人们获得健康的身体,实现人与社会、人与自然和谐相处,共同发展。随着对发展认识的深入,以人为本、和谐发展的观念已经溶入政府政策目标,政府卫生干预的目标也需要做出相应的调整。健康不仅应该成为政府卫生事业发展战略的首要目标,也应该成为整个经济社会发展的首要目标。欣喜的是,我国政府已经意识到了这一问题,在签署的《联合国千年发展目标》中,答应承诺1990~2015年的目标中有将近一半直接或间接与卫生相关,如儿童营养不良率、儿童死亡率、孕产妇死亡率和防止传染性疾病等。但是实现这一承诺,任重而道远,需要政府更多的努力,因此在政策制定时必须优先把健康这一目标融在其中。

（三）实现支出城乡公平的转变

政府卫生支出应该实现从重视城市忽视农村到城乡公平的转变。

农村卫生是国民卫生的主体,"所谓国民卫生,离开了三亿六千万农民,岂非成了空话"①。政府的重视并依靠广大人民群众力量,新中国迅速建立了适应农村的医疗保障模式,极大地改善了农村居民的健康状况。

随着以集体经济为依托的旧的农村合作医疗没落,整个农村失去了曾经被人称赞的保障。政府没意识到失去这一保障对农村居民健康造成的后果,财政没有及时地介入这一领域,出现了财政缺位。卫生支出的绝大部分用于城市,出现了农村缺医少药、设备落后、人员技术水平较低,而城市里资源过于拥挤、浪费严重的双低效的不利局面,这种局面和政府对农村卫生的忽视不无关系。

①毛泽东.毛泽东选集.第三卷.北京:人民出版社,1991:1073.

　　我国是一个二元社会,政策的制定需要考虑这一基本现实。城市和农村对医疗需求有差异,实行一定的差别政策可以理解,这也是公平理念在卫生领域的体现之一,但是需要找到平衡。疾病面前,人人平等,无论是穷人还是富人,乡村还是城市,都会遭受疾病的侵袭,为国民提供公平的、可及的基本医疗服务是政府的职责,农村居民有获得最基本的医疗服务的权利。而且,对于农村地区来说,不利的经济地位和社会环境等使其容易遭受疾病的困扰,对医疗的需求也更强烈,需要政府为他们提供基本的医疗服务。不能自由地获得医疗服务,从某种意义上说是对农民自由能力的剥夺。

　　由于基本医疗服务的外部性,私人部门不愿意提供,需要政府及时介入弥补市场失灵,调整卫生支出的方向,重新审视城乡之间的公平问题,公平对待城乡,实现城乡社会医疗保障协调发展,这不仅是科学发展观的要求,也是建设和谐社会的需要。

## 二、改善公平

　　卫生事业是具有一定福利性的社会公益事业,提供公平的基本医疗服务,实现医疗资源的公平配置,缩小健康公平差距,政府责无旁贷,因此需要引导卫生人力、物力、资源合理配置与流动,实现促进健康公平、提高绩效和改善居民健康的目标。

### (一)加强农村卫生设施建设

　　给国民提供卫生保健服务,医疗卫生基础设施是前提,没有必要医疗设施,有效的保健服务就无法展开。

　　城乡之间、地区之间医疗设施的配置有很大的差距,医疗仪器设备、病床等大部分集中在大中城市和大医院,越是富裕地区高等级医院越集中。2009 年全国每千人口医院和病床数量城市是农村的 2.33 倍,东、中、西部地区每千人口医院和病床数城市分别是农村的 2.18 倍 、2.23 倍和 2.33 倍;万元以上设备总价值城市是农村的 15 倍,50 万～99 万元之间医疗设备台数城市是农村的 20 倍①。由于设备落后,一些医疗项目无法开展,农民不得以到城市就医,出现城市医院拥挤、农村医院病床闲置、城市里过度使用的现象。2009 年的乡镇卫生院的病床使用率仅有 60.7%,而城市是 90.9%。设备供给不足虽不能完全解释城乡之间的健康差距,因为本身还存在农村卫生医疗设施自身使用的低效率,但是无法提供相应高级别的医疗服务项目却也是一个不争的事实。

不公平的医疗配置资源模式不利于农民健康改善和缩小城乡健康差距,需要政府重新调整配置政策。比较现实的做法:一是增加基层医疗服务机构的投入,使医疗卫生服务机构按照公益性的原则向农民提供安全、有效、方便、价廉的服务;二是通过转移支付、税收优惠等政策,为基层农村乡镇卫生院的基本建设、设备购置、人员经费、公共卫生业务经费提供财力;三是利用信息化的技术优势,建立国家卫生医疗服务诊断系统和专家库,适时对农村一些医疗问题进行指导,实现城市资源远程服务农村,城乡服务资源共享②。

(二)加强农村卫生人力资源培养

如果说基础医疗设施是开展医疗服务的基础,那么卫生技术人员的数量和质量就是改善健康和提高绩效的关键因素,高素质的医疗卫生技术人员不仅可以迅速完成医疗服务,节约卫生资源,而且也是对病人最大的尊重和保护。农村卫生在医疗设备比较落后的情况下,人员素质的高和数量的多就成了提供服务质量保护农民健康的关键,前面的经验分析也证实了这一点。

但现实却并非如此,卫生技术人员在城市和乡村之间的配置

---

①根据《2010 中国卫生统计年鉴》计算得出。

②徐颖科.中国农村初级卫生保健供给失灵与对策[J].未来与发展 2010(3):101 - 105.

也是很不公平的。资料显示,2008 年乡镇卫生院具有执业医师 40.5 万人,注册护士 18.8 万人,药剂人员 7.27 万人,城市具有执业医师 142.57 万人,注册护士 124.77 万人,药师(士)22.08 万人,每千人口执业医师城市 2.28 人,农村 0.94 人,注册护士城市 1.99 人,农村 0.58 人①。医务人员的缺乏影响了健康改善效果和卫生支出绩效的提高。

人才可以自由流动,在经济利益的驱使下很多人会选择机会多、条件好的地方,而不愿到农村去,因此加强农村人力资源培养并非易事。农村医疗卫生事业吸引和留住人才的关键在于切实提高人才的待遇,弥补他们放弃去别的地方发展的机会成本,实行培养、引进、合作的方式,坚持来去自由的方针。具体来说:首先,搞好现有卫生人员的培训,提高专业素质,选派基层人员到城市中的好医院学习,并在好的医院配备好的导师,尽快提高受训者的医疗水平,费用由财政支付;其次,提高农村医疗人员的收入水平,对在农村地区工作的医务人员提供特别补贴,以弥补放弃城市工作带来的福利损失;再次,设立财政专项资金支持,向愿意去农村服务的卫生人员提供学费代偿、服务补贴等奖励,吸引医学毕业生到农村就业;最后,推行援助制,可以考虑把到农村基层服务过作为晋升职称的必要条件,使城市医务人员到基层服务,提高农村医疗水平。②

### (三)公平筹资

公平筹资要求健康者和患病者,不同收入和经济水平人群之间共担风险,以防止疾病和由于疾病带来的高额费用负担的双重打击,它能够保证居民获得公平的健康权利。我国卫生系统筹资主要来自于政府税收、社会保险、商业保险、直接现金支出和其他

---

①②徐颖科.中国农村初级卫生保健供给失灵与对策[J].未来与发展 2010(3):101 - 105.

卫生投入,直接表现为政府、个人和社会负担的比例,公共筹资所占的比重越大,公共筹资公平性越好。

我国筹资公平性亟待提高,2000 年世界卫生组织的筹资公平性仅排在 188 位。尽管这一评价充满争议,但是现实的数据也能说明公平性亟待提高,政府应该承担更多的责任。据统计,全国农村卫生费用 2007 年为 2534.95 亿元,政府卫生投入为 563.14 亿元,占农村卫生筹资总额的比重提高到 20%;农民个人现金卫生支出占农村卫生费用比重在 66% 以上,2004 年高达69.05%。与世界高收入国家居民个人卫生支出占卫生总费用比重 30.23%,高福利国家居民个人卫生支出占卫生总费用比重 10% ~ 20% 相比,有很大差距。自付费用过高不仅影响了服务的可得性,也更容易造成贫困。2003 年的全国卫生服务调查显示,30% 的贫困家庭是因病致贫。为了应对疾病的侵袭,收入并不多的农民不得不加大储蓄,长期下去不利于和谐社会建设和经济发展[1]。

因此,应该增加政府公共卫生支出和社会卫生支出、降低居民个人现金卫生支出,实现公共卫生筹资的公平,为实施国民基本卫生保健制度、保护居民抵御疾病风险提供稳定的资金保障。从我国的国情来说,在近期内,将居民个人比例降至 30% 左右是一个较为适当的选择。以后随着社会经济的继续发展,不断提高政府筹资比重,真正形成政府筹资为主[2]。

(四)完善农村医疗保障体系

新农村合作医疗使我国农村卫生体制开始发生变化,以往自付费用过高的现象开始转变,农村卫生筹资更加公平有效,为农民获得基本的医疗服务提供了帮助,新农合为农民提供了一个保护

---

①徐颖科.中国农村初级卫生保健供给失灵与对策[J].未来与发展,2010(3):101 - 105.
②具体的筹资比例参见第二章第三节。

健康的基本网络。但是新农合还有许多地方需要完善,比如补偿方案重住院,轻门诊;筹资公平没有考虑家庭和个人的收入经济状况,仍需改进;投入水平比较低,无法降低患者自付费用等都影响到了制度的效果。

要使新农合更有效,需要增加投入,满足不断提高的报销比例需要和提高的收费标准。"可以依据收入状况提高农民缴费标准,对贫困人口给予减免或财政支持,这可能会引发逆向选择,最终可能导致制度瓦解,但是要想持续发展提高缴费标准,就必须变成强制性参保"[1],而不是自愿。增加政府对新农合的补贴、根据财政能力不同制定相应的转移支付方案,也有助于新农合健康发展。

以新农合为核心的农村医疗保障体系还需要农村商业医疗保险、医疗救助体系等作补充。仅靠政府主导的新农村合作医疗是不能提供完善的医疗服务的。新农合医疗保障制度只能提供最基本的医疗保障,虽然可以通过提供"医疗服务包"把基本病种都包含进去,并可能随着支付能力的提高,不断增加和调整服务包内容,但是也不能包含所有的疾病,还是需要商业医疗保险作补充,以满足不同人的需求,对于经济贫困的人群更是需要实施医疗救助,因此完善农村医疗体制还有很长的路要走。

### 三、提高支出效率

财政卫生支出需要公平和效率兼顾,统筹并进。尽管与公平相比我国财政卫生支出效率要好得多,但这不表示财政支出的效率很高,相反和许多国家一样面临着如何提高公共财政资金使用效率的难题。针对我国现实状况,提高财政卫生支出效率应该从

---

[1]世界银行. 中国农村卫生改革[M/OL]. (2009)http://www.docin.com/p-35753911.html.

完善财政支出法律体系,依法支出;实行绩效预算;加强政府绩效审计做起。

（一）完善支出法律体系

财政资金属于公共资源,收入和支出都应该纳入法律的框架内,保证公共利益不被侵害。以法律的形式确定政府支出的范围和程序,使财政支出管理法制化,不仅可以实现对政府权力的制约,缩少政府支出膨胀规模,还可以提高财政资金的使用效率。我国与财政支出有关的专门法律较少,只有 2003 年颁布实施的《中华人民共和国政府采购法》,因此完善财政支出法律体系,刻不容缓。

财政支出法律体系的建设,是一个长期过程,需要总体设计,分步进行。首先,根据国家《宪法》和《中华人民共和国预算法》制定财政支出管理法,确定财政支出的原则、范围、法律责任、监督等内容,从总体上对财政支出进行规范。在此基础上,制定相关的单项财政支出法律法规,如社会保障预算支出法、财政投资法、财政支出监督法、转移支付法等。[①] 这样可以从法律上来明确各项财政支出中资金的来源、运用、方向、相关责任、各级政府具体的事权与责任等,便于进行监督和管理,有效地解决现在存在的事权财权界限不清,财政支出效率低下问题。

（二）实行卫生支出绩效预算

绩效预算是当今世界各国促进公共管理转型,再造政府流程,提高政府效率,实现服务型政府所做努力的重要组成部分。比如,美国 47 个州拥有自己的绩效预算系统,2/3 以上的 OECD 国家的预算报告提供非财务的绩效信息。在我国,随着公共财政的建立,国民日益要求将政府主持的财政活动建立在可衡量的基础上,以便规范政府的预算行为,并加强其预算责任,借此保障规模庞大的

---

① 张茂林,陈社会.论财政支出的法制化[J].河南师范大学学报(哲学社会科学版),2003(1):49－51.

预算收支决策真正符合"取之于民,用之于民"的原则。① 预算管理体制不断调整,部门预算、政府采购、国库统一支付改革不断推进,广东、上海、湖北等地相继开展了绩效预算的探索。

客观地讲,我国还没有真正实现绩效预算,虽然有些地方进行了有益尝试,但是由于建立绩效预算基础的合适的法制环境、制度安排和技术选择上的不足,使得绩效预算进步缓慢。没有合适的法制环境,就无法为国民参与、监督政府预算活动提供法律依据;制度安排不当,也会影响预算活动、设计科学的程序和内部控制机制;评估技术与评估体系不健全,也就无法进行绩效估计。只有法制环境、制度安排和技术选择三者协调发展,才能对支出规模、结构和资金使用效率产生积极影响。②

对我国来说,现实的选择是修改《中华人民共和国预算法》,补充绩效管理的内容,明确实施绩效的目的、目标、程序、管理机构和责任等内容;进行与绩效预算相关的财务、会计、审计、信息披露等活动的法律规范;加强预算编制,继续推广标准周期预算制度,实行滚动预算编制制度;③推行预算公开,完善绩效评估技术,建立科学的评估指标体系,引入多元的评估机制等。

(三)推行政府绩效审计

政府绩效审计是审计机构代表纳税人监督政府对财政资金的使用和管理效率。作为纳税人和出资人,有权利知道将钱用在什么地方,而且还应该知道使用的效果如何。所以这就要求不仅对政府财政收支进行审计,以检查其资金使用是否在法律规定范围

---

① 张志超. 美国政府绩效预算的理论与实践[M]. 北京:中国财政经济出版社,2006:361.

② 张志超. 美国政府绩效预算的理论与实践[M]. 北京:中国财政经济出版社,2006:363.

③ 张志超. 美国政府绩效预算的理论与实践[M]. 北京:中国财政经济出版社,2006:363 - 365.

之内,更重要的是对资金的使用效果进行审计,检查财政资金使用是否存在低效率或者是无效率。与财务审计不同的是,绩效审计主要在于关注经济性、效率性和效果性的审计,审计范围扩展到非财务领域。

在实际工作中,各国均根据自己的特点与需要开展绩效审计,使绩效审计呈现出一定程度的灵活性、多样性、复杂性。在我国,绩效审计则刚刚起步,对于如何开展绩效审计,目前尚处于探索阶段,尚未形成比较完整的理论,也还没有总结出比较系统的技术和方法。

自 1983 年以来,我国政府审计机关主要开展的是财政财务收支审计。随着我国市场经济体制的逐步完善和政府公共财政体系的逐步建立,开展绩效审计的条件也逐渐成熟。国家审计署在《2003 年至 2007 年审计工作发展规划》中指出,今后 5 年要逐步加大效益审计的分量,争取到 2007 年,投入效益审计的力量占整个审计工作的一半左右。绩效审计工作已作为今后我国政府审计机关一个时期内政府审计工作的重点。

目前存在的许多不足也制约了政府绩效审计的开展。主要体现在:一是,绩效审计体制建设缺陷,政府审计机关活动受政府影响,缺乏应当具有的独立性;二是,绩效审计导向模式单一,大多数以问题为导向,即发现被审计单位暴露出了突出问题,并以此为线索深入分析问题的形成原因,指出被审计单位在绩效方面的薄弱环节,进而提出有针对性的整改措施的一种审计模式。这一“事后审计”的模式削弱了绩效审计的作用,影响了绩效审计的健康发展;三是,审计评价指标体系缺失,目前我国既没有绩效审计方面统一的评价标准,也没有准则性质的操作性指导文件,科学地符合我国实际的绩效审计评价指标体系缺失。因此,推行政府卫生绩效审计的关键在于保持审计机构的独立性,建立科学的审计指标体系。

### 四、政策联动

健康的改善需要多种因素的结合,单一的财政卫生支出虽然可以给国民提供基本的医疗服务需要,但是还不能完全保证居民能够获得良好的健康。通过对健康生产函数的经验分析也表明,教育、性别、环境、居住条件甚至基因都会对健康产生影响,因此,作为财政卫生支出最终目标健康,不仅需要财政卫生支出的帮助,更需要多重因素的作用。

(一)发展农村教育,实现教育公平

很多经验分析的结果都显示,教育是影响健康的一个重要因素。教育水平的提高可以增强个人获得健康的机会。现在我国的教育虽然有了飞速发展,高等教育毛入学率已经达到了大众化(15%)的水平,但是应看到,教育在地区间、城乡男女接受再教育的入学机会、教育条件和学业成功机会等方面存在很大差距。作为世界上最大的发展中国家,农村人口占绝大部分,解决好农村教育,实现教育公平,不仅对健康有益,而且也有利于和谐社会建设。

要缩小城乡教育差异,就要对教育资源进行重新配置,实现利用现有存量,优先配置增量,增加对农村教育基础设施的投入,改善农村教师待遇,使人才愿意来,留得住,公平配置高等教育资源,增加农村学生获得高等教育的机会;更要重视农村女孩的教育,因为母亲的教育程度是决定儿童健康生存率、学业成就的决定性因素;要提倡素质教育,重视健康教育,中国农村教育对健康教育的重视不够,由于升学的压力,体育、健康等课程没有很好地开展,学生身体素质受到影响;另外,要重视学前教育,因为学前教育从根本上塑造了孩子们以后的人生轨迹和健康状况,成人的许多问题可归根于早期的生活经历,比如肥胖、心脏病、精神健康等。

(二)改善农村健康生存环境

农村居民健康与其周围环境息息相关,健康生态环境是能够促进健康的地区和社会背景的综合。所以要加大对农村基础设施的投入,提供优质而符合文化习惯的服务,为居民提供安全健康的饮用水、便利的交通道路和现代化的电子通信;加强农业发展和增加农村居民收入,提供安全的全年工作机会,增强自身支付能力;禁止乱砍滥伐,过度开采等破坏农村生态环境的行为,防止农村环境恶化。

(三)多部门合作,制定健康的公共政策

财政、教育、住房、雇佣、交通和卫生等许多政治和经济问题都可能影响健康和健康公平,尽管健康并不是这些领域的关注重点和最终目标,所以一个促进健康公平的公共政策应该注重在各个层面上与其他领域的协作。

公共政策不同对健康的影响也不同,有的可能会促进健康,而有的可能使其恶化,政府各个部门的政策在健康上应该竭力相长,而不能冲突。卫生部门应该在合理规划和妥善组织的情况下,积极与其他部门协作,共同行动,把健康体现在政府所有的包括筹资和其他影响健康的社会、经济、政治因素的公共政策中,处理好卫生保健政策和其他政策目标的不一致,使所有的公共政策具有健康性。

要制定健康的公共政策,仅有卫生部门的协调是不够的,需要国家立法机构制定相应的法律来保证有法可依,还需要设立专门机构——国家健康安全委员会来统一组织和协调,并把健康作为考核官员政绩的一个重要指标,这样才能更好地促进健康,解决供给失灵。

# 结束语

本书研究综合运用卫生经济学、公共经济学、灰色理论和线性规划理论,在农村居民健康函数的基础上,对农村卫生财政支出与健康的关系进行了分析,并对农村卫生财政支出绩效评价模型、治理对策等进行了比较系统的研究和探讨,得到一些初步结论,达到了研究目的,但是也清醒地认识到还存在许多有待进一步研究的问题和努力的方向。

## 一、主要结论

### (一)农村居民健康是多种因素综合的结果

农村居民健康不是单因素就能解决的,而是多种因素综合的结果。教育、政府卫生投入、收入、环境、医疗设施、居住条件等的变化都会影响到农村居民的健康,改善农村居民健康需要多方面的努力。农民收入的增加对健康的改善存在滞后效应,这与农民在国民收入分配体制中的不利地位,农村医疗卫生保健制度建设滞后,农民面临的教育、养老等压力有关;增加农村居民卫生方面支出,提高政府在农村卫生方面支出的比重可以有效地改善健康,减轻农民压力;农村学生升学压力会对健康造成不利的影响,需要政府提高农村教育投入,增加农村学生获得进一步接受教育的机会;人均居住环境和生活环境的改善有利于健康。

(二)财政支持是建立农村医疗卫生保障体系的关键

完善的医疗保障体系是保障农民健康的屏障,这一体系的建立和完善离不开财政的支持。新中国成立以后建立的以集体经济为依托,以"赤脚医生"、合作医疗为特色的农村医疗保障体系有力地保护了农民健康,被誉为解决发展中国家医疗问题的典范。改革开放以后,随着其集体经济的衰落,政府对医疗人员的要求提高,合作医疗失去了财力、人力的支撑,迅速解体,农民健康失去了一个有力的屏障,健康状况有所恶化。政府试图用市场化的方式重建农村合作医疗的努力,由于缺乏必要的财力支持而失败,使政府意识到只有为农村合作医疗提供财政支持才能使农村医疗保障体系恢复。2003年以后新合作医疗迅速普及,就充分说明财政提供支持是农村医疗保障建立和完善的关键。

(三)农村卫生财政支出绩效有待改善

实证分析表明,近30年来农村卫生财政支出绩效整体状况欠佳,平均绩效得分0.58。从趋势看,综合评价呈现不断改善态势,平均值由20世纪80年代的0.43增加到近10年的0.71,从绩效差的区域进入到绩效中等区域,仍有很大的提升空间。农村卫生财政支出的公平程度不高,城乡差距比一直在2.1倍以上,公平性得分没有超过0.5的。从技术总效率上看,支出总体效率不佳,平均值为0.666,只有2004年显示为DEA有效,效率也呈现持续改善的趋势,2004年到2009年效率值平均为0.91,明显高于20世纪80年代的0.46和20世纪90年代0.67的效率均值,财政农村支出的绩效表现为非常明显的以效率为先的政策导向。

(四)改善公平是提高绩效的当务之急

关键在于公平和效率协调发展,当务之急是改善公平度。虽然农村卫生财政支出绩效综合指数的排名和效率指数都呈不断改善趋势,效率评价值近10年处在绩优区域,公平度虽有所改善,但是仍处在绩效差的区域。因此,农村卫生财政支出政策的调整重点应该更加注重公平,提高公平度绩效,减少城乡之间医疗资源配置不公平,给农村居民提供可及的、普遍的医疗服务保障体系,保障人人享有自由获得健康的权利,以提高整体健康效果。

(五)卫生技术人员是提高绩效,改善健康的突破点

实证分析表明,农村的医疗硬件设施与城市相比相对落后,影响了有效地提供高质量的医疗服务能力,但是与农村地区相对缺乏的医疗卫生技术人员对健康产生的影响相比,硬件设施的落后不是限制农村卫生财政支出绩效提高和农民健康改善的主要障碍,培养和吸引大量的人才到农村去为农民提供医疗服务才是重中之重。况且也应该看到,农村分散的居住条件也不可能拥有城市里相对集中的便利条件下的很多高等级的医疗设施的优势,这是规模经济的需要,农村居民高等医疗的需求和重大疾病的治疗还是以城市医院为主提供,需要的是设计便利的通道让农民享受到应有的服务。


二、研究展望

农村卫生财政支出绩效评价如同健康一样,受到多因素的影响,数据的可获得性、指标的选择、技术方法的选定等都会影响到评价的结果。任何的绩效评价都不是完美的,都会有这样或那样的不如意。本书的研究课题在国内仍是一个崭新的领域,可借鉴的经验不多,但可研究的问题很多。结合本书的研究,笔者认为以后可以把以下几点作为进一步研究的方向:

其一,指标体系不断完善。笔者在进行本书写作的资料收集过程中,发现针对中国农村卫生财政支出的数据很少,直接获得时间序列的宏观数据缺乏,有些数据不得不采取变通的方法进行,这会影响到估计的结果和评价的公正性。在进行完善指标设计的时候,多考虑体现病人感受维度和反应性等。

　　其二,需要对省级相关问题进行研究。中国地域广阔,地区之间差异很大,各地方的经济基础、环境、饮食等都有不同,这会影响到健康指标的表现,进而影响到农村卫生财政支出的评价,对省级数据的收集和整理是一个艰难的任务,需要更多的时间。

　　其三,健康受多重因素的影响,比如教育、环境等。需要对众多的影响健康的因素和财政支出的关系进行分析,以建立完善的卫生保护健康机制。

# 参考文献

[1]黄有光. 效率、公平与公共政策——扩大公共支出势在必行[M]. 北京:社会科学文献出版社,2003.

[2]中共中央、国务院关于卫生改革与发展的决定,1997.

[3]世界卫生组织. 王汝宽,等,译. 2000 年世界卫生报告卫生系统:改进业绩[M]. 北京:人民卫生出版社,2000:60.

[4]世界卫生组织. 兆瑞臻,等,译. 2008 年世界卫生报告初级卫生保健·过去重要现在更重要[M]. 北京:人民卫生出版社,2008.

[5]阿马蒂亚·森. 王宇,王文玉,译. 伦理学与经济学[M]. 北京:商务印书馆,2000.

[6]阿玛蒂亚·森. 任赜,于真,译. 以自由看待发展[M]. 北京:中国人民大学出版社,2002.

[7]包国宪,鲍静. 政府绩效评价与行政管理体制改革[M]. 北京:中国社会科学出版社,2008.

[8]本刊评论员. 积极探索和发展具有中国特色的农村医疗保健制度[J]. 中国农村卫生事业管理,1987(10).

[9]薄先锋,董践真. 回来吧! 农村合作医疗[J]. 中国改革,1993(2).

[10] 才生嘎. 为建立具有中国特色的社会医疗保险制度而努力 [J]. 中国农村卫生事业管理,1987(10).

[11] 曹普. 改革开放前中国农村合作医疗制度[J]. 中共党史资料,2006(3):143.

[12] 陈共,王俊:论财政与公共卫生[M]. 北京:中国人民大学出版社,2007.

[13] 陈学安. 建立我国财政支出绩效评价体系的设想[J]. 中国财政,2003(10):8-10.

[14] 程晓明. 卫生经济学[M]. 北京:人民卫生出版社,2003:129-131.

[15] 程云飞,张承模. 浅论"风险型"农村医疗保险制度[J]. 中国农村卫生事业管理,1987(5).

[16] 从"赤脚医生"的成长看医学教育革命的方向[M]. 北京:人民出版社,1968.

[17] 代英姿. 医疗卫生需求与公共卫生支出[J]. 辽宁人学学报(哲学社会科学版),2005(4).

[18] 邓力群,马洪,武衡. 当代中国卫生事业[M]. 北京:中国社会科学出版社,1986:13.

[19] 杜乐勋,马进. 中国农村贫困地区卫生总费用时间序列系统分析[J]. 中国卫生资源,1999(1).

[20] 杜乐勋. 我国公共卫生投入及其绩效评价[J]. 中国卫生经济,2005(11).

[21] 福建省卫生局. 坚定不移地办好农村合作医疗[J]. 福建医药杂志,1979(6).

[22] 高岱峰,张鹭鹭. 医院综合竞争力评价方法研究[J]. 中华医院管理杂志,2001(7):399.

[23] 高铁梅. 计量经济分析方法与建模(第二版)[M]. 北京:清华大学出版社,2009:267-295.

[24]龚向广.疾病预防控制资源配置研究[J].中国卫生经济,2005(8):12-15.

[25]顾杏元.中国八省市婴幼儿死亡率[J].中国卫生统计,1992(3):10.

[26]郭岩.卫生事业管理[M].北京:北京大学出版社,2003.

[27]国务院办公厅.关于印发医药卫生体制五项重点改革2011年度主要工作安排的通知[OL].(2011-02-17)http://www.gov.cn/zwgk/2011-02/17/content_1805068.htm.

[28]过剑飞.绩效预算——浦东政府治理模式的新视角[M].北京:中国财政经济出版社,2007.

[29]黄建始.什么是公共卫生.中国健康教育[J].2005(1):19-21.

[30]黄萍,黄万华.公共行政支出绩效管理[J].红旗文摘,2003(22):10-12.

[31]黄小平,方齐云:我国财政卫生支出区域差异研究[J].中国卫生经济,2008(4):21-23.

[32]黄永昌.中国卫生国情[M].上海:上海医科大学出版社,1994:35.

[33]中共中央文献研究室.建国以来毛泽东文稿(第11册)[M].北京:中央文献出版社,1996:387.

[34]江芹,胡善联.公共卫生领域中的伦理学[J].中国医学伦理学,2003(1):11-12.

[35]昆明医学院健康研究所.从赤脚医生到乡村医生[M].昆明:云南人民出版社,2002:5.

[36]乐虹,唐圣春,陈迎春.东中西部地区农村卫生发展比较[J].中国卫生经济,2006(3):40-42.

[37]桑特勒,纽恩.程晓明,叶露,刘宝,等,译.卫生经济学[M].北京:北京大学医学出版社,2006.

[38]李德成.中国农村传统合作医疗制度研究综述[J].华东理工大学学报(哲学社会科学版),2007(1).

[39]李秋芳.世界主要国家卫生绩效对比分析[J].医学研究通讯,2005(7).

[40]李淑霞,马维为,李淑文.我国医疗卫生支出的公共政策研究[J].中国卫生经济,2002(7):17-18.

[41]李学全,李松仁,韩旭里.灰色系统理论研究:灰色关联度[J].系统理论工程与实践,1995(11):91-95.

[42]辽宁省财政厅,东北大学联合课题组.财政支出效率综合评价研究报告[J].经济研究参考,2004(46):10-29.

[43]廖芹,李晶.基于DEA方法和粗糙集的政府效率评估模型[J],2005(12):77-81.

[44]林鸿潮.美国《政府绩效与结果法》述评[J].行政法学研究,2005(2).

[45]林菊红.论我国公共卫生费用的支出[J].中国物价,2003(7):30-34.

[46]刘军民.转轨过程中政府卫生投入与体制改革的评价及建议[J].当代财经,2005(12):49-55.

[47]刘军民.公共财政下政府卫生支出及管理机制研究[J].经济研究参考,2005(94).

[48]刘民权,李晓飞,俞建施.我国政府卫生支出及其公平性探讨[J].南京大学学报(哲学·人文科学·社会科学版),2007(3):23-33.

[49]刘思峰,谢乃明,等.灰色系统理论及其应用[M].北京:科学出版社,2008:2-54.

[50]刘旭涛.政府绩效管理:制度、战略与方法[M].北京:机械工业出版社,2003:48-98.

[51]刘运国,张亮,等.初级卫生保健机构绩效评价[M].北京:中

国财政经济出版社,2007.

[52]卢静.论财政支出绩效评价体系之构建[J].现代财经,2005
(5):15-17.

[53]陆庆平.公共财政支出的绩效管理[J].财政研究,2003(4):
56-65.

[54]吕锋.灰色系统关联度之分辨系统的研究[J].系统工程理论
与实践,1997(6):49-54.

[55]吕卓鸿.基于经济伦理学角度对我国卫生制度的考察与建议
[J].中国卫生资源,2004(3):105-107.

[56]罗荣,等.省地县3级妇幼保健机构2004年度绩效状况分析
[J].中国妇幼保健,2006(21):1313-1315.

[57]马宝成.试论政府绩效评估的价值取向[J].中国行政管理,
2001(5).

[58]马进,孔巍,刘铭.我国卫生服务系统绩效分析[J].中国卫生
经济,2003(22):7-9.

[59]马敬仁,杨卓如.现代政府绩效评价:中国问题与策略[J].公
共行政,2005(8):15.

[60]马占新.数据包络分析模型与方法[M].北京:科学出版社,
2010:122.

[61]毛泽东.毛泽东选集.第三卷.北京:人民出版社,1991:1073.

[62]苗俊峰.我国公共卫生支出规模与效应分析[J].山东工商学
院学报,2005(4):31-35.

[63]农村卫生事业编写组.农村卫生事业管理[M].济南:山东科
学技术出版社,1988:268.

[64]普雷姆詹德.王卫星,等,译.公共支出管理[M].北京:经济
科学出版社,2002.

[65]上海财经大学课题组:公共支出评价[M].北京:经济科学管
理出版社,2006.

[66]申书海,陈学安.财政支出效益评价[M].北京:中国财政经济出版社,2002.

[67]世界卫生组织.王汝宽,等,译.2000年世界卫生报告 卫生系统:改进业绩[M].北京:人民卫生出版社,2000.

[68]世界银行.中国农村卫生改革[OL].(2009 – 02)http:// www.docin.com/p – 35753911.html.

[69]苏州市财政支出绩效评价指标体.http://www.buyke.com / data/trade/pages/52564. shtml.

[70]孙健夫,要敬辉.公共财政视角下中国医疗卫生支出分析[J].河北大学学报(哲学社会科学版),2005(3).

[71]孙慕义.后现代卫生经济伦理学[M].北京:人民出版社,1999:214.

[72]唐五湘.T型关联度及其计算方法[J].数理统计与管理,1995(1).

[73]王宏艳,王宏曼.从现代公共卫生内涵探寻我国公共卫生建设之路[J].中国公共卫生管理,2005(6).

[74]王俊.政府卫生支出有效机制的研究——系统模型与经验分析[M].北京:中国财政经济出版社,2007.

[75]王立民.艾滋病与公共卫生政策[J].社会观察,2005(11).

[76]王绍光.学习机制与适应能力:中国农村合作医疗的体制变迁的启示[J].中国社会科学,2008(6):118.

[77]王晓洁.中国公共卫生支出理论与实证研究[M].北京:中国人民大学,2005.

[78]王延中.我国公共卫生制度的问题及出路[J].中国卫生经济,2004(11):35 – 40.

[79]卫生部.农村合作医疗章程(试行草案)[OL].(1979 – 12 – 15)http://www.110.com/fagui/law_111866.html.

[80]卫生部党组.关于城市组织巡回医疗队下农村配合社会主义

教育运动进行防病治病工作的报告[OL].(1965 – 01 – 27)
http://news. xinhuanet. com/ziliao/2005 – 02/02/content _
2539249. htm.

[81]魏权龄,岳明. DEA 概论与 $C^2R$ 模型:数据包络分析[J].系
统工程理论与实践,1989(1).

[82]魏权龄.评价相对有效性的方法[M].北京:中国人民大学出
版社,1998:1 – 2.

[83]吴育华,曾祥云,宋继旺.带有 APH 约束锥的 DEA 模型[J].
系统科学与工程,1999(12):330 – 333.

[84]许成珍.新型农村合作医疗制度的农民意愿和政策选择——
基于安徽省农户调查数据的实证研究[J].中国软科学,2009
(9):60 – 66.

[85]肖新平,谢录臣,黄定荣.灰色关联度计算的改进及其应用
[J].数理统计与管理,1995,14(5):27 – 30.

[86]肖新平.关于灰色关联量化模型的理论和评价[J].系统工程
理论与实践,1997(8):76 – 81.

[87]谢虹.基于层次分析法的科技财政支出绩效评价研究[J].中
央财经大学学报,2007(4)

[88]徐杰.对我国卫生经济政策的历史回顾和思考[J].中国卫生
经济,1997(10):7.

[89]徐一心,曾俊林,杨冰,等.财政支出绩效评价实证研究[J].
中国统计, 2005(3):40 – 41.

[90]徐颖科.中国个人卫生支出与经济增长协整关系研究[J].中
央财经大学学报,2010(5):61 – 65.

[91]徐颖科.中国农村初级卫生保健供给失灵与对策[J].未来与
发展,2010(3):101 – 105.

[92]徐颖科.我国卫生支出结构与 GDP 关系研究——基于 VEC
模型[J].山西财经大学学报,2010(5):6 – 12.

[93]徐颖科,刘海庆.我国农村居民健康影响因素实证分析——基于健康生产函数[J].山西财经大学学报,2011(1):1-8.

[94]徐勇勇,刘丹红.国家卫生系统绩效测量与统计指标的概念框架[J].中国卫生统计,2006(05).

[95]萨尔瓦托雷·斯基亚沃·坎波,丹尼尔·托马西.张通,译.公共支出管理[M].北京:中国财经出版社,2001:378-379.

[96]阎坤,于树一.转轨背景下的公共支出结构失衡[J].经济研究参考,2004(80):2-13.

[97]颜如春.关于建立我国政府绩效评估体系的思考[J].行政论坛,2003(9).

[98]姚凤民:财政支出绩效评价:国际比较与借鉴[J].财政研究,2006(8):77-79.

[99]姚力.农村合作医疗:经验与反思[G].张星星.当代中国成功发展的历史经验——第五届国史学术年会论文集.北京:当代中国出版社,2007.

[100]英国政府绩效管理[OL].(2013-10-04)http://www.mof.gov.cn/pub/yusuansi/zhengwuxinxi/guojijiejian/200806/t20080620_47661.html.

[101]袁永熙.中国人口总论[M].北京:中国财政经济出版社,1991:164.

[102]张德元:中国农村医疗卫生事业的回顾与思考[J].卫生经济研究,2005(1).

[103]张茂林,陈社会.论财政支出的法制化[J].河南师范大学学报(哲学社会科学版),2003(1):49-51.

[104]张茂勤,李金光.基于Campos指数的模糊DEA[J].系统工程理论与实践,2004(4):41-48.

[105]张萌,孔刘柳.政府公共卫生支出绩效审计问题研究[J].财会通讯(学术版),2008(2):116-118.

[106]张晓峒.计量经济分析[M].北京:经济科学出版社,2006:
　　176－177.

[107]张振忠.中国卫生费用核算研究报告[M].北京:人民卫生
　　出版社,2009:8－174.

[108]张志超.美国政府绩效预算的理论与实践[M].北京:中国
　　财政经济出版社,2006.

[109]张自宽.中国农村卫生发展道路的回顾与展望[J].中国农
　　村卫生事业管理,1999(9):3－5.

[110]章建石,志军.AHP法在高校财政支出绩效评价中的应用
　　[J].扬州大学学报(高教研究版),2006(10):21－25.

[111]赵郁馨,万泉.2002年中国卫生总费用测算结果与分析[J].
　　中国卫生经济,2004(3):5－9.

[112]中共中央、国务院关于进一步加强农村卫生工作的决定,
　　2002－10－19.

[113]中国农村医疗保健制度研究课题组.中国农村医疗保健制
　　度研究[M].上海:科学技术出版社,1991.

[114]周黔,王应明.区间DEA模型研究[J].预测,2001(01):
　　78－80.

[115]周寿祺.探寻农民健康制度的发展轨迹[N].国际医药卫生
　　导报,2002(6):18.

[116]朱敖荣.中国农村合作医疗保障制度的研究[J].中国农村
　　卫生事业管理,1988(10).

[117]朱春奎.政府卫生支出绩效评估研究的新进展[J].公共行
　　政评论,2008(2):178－181.

[118]朱立言,张强.美国政府绩效评估的历史演变[J].湘潭大学
　　学报(哲学社会科学版),2005(1):1－7.

[119]朱志刚.公共支出绩效评价研究[M].北京:中国财政经济
　　出版社,2003:46－47.

[120] A Charnes, W. W. Cooper, et al. Cone ratio data envelopment analysis and multi – objective programming [J]. International Journal of Systems Science, 1989,20(7): 1099 –1118.

[121] ACOSS. Poverty Is a Health Hazard[N]. ACOSS Research Paper,1993(07).

[122] Adams, P., Hurd, M. D., McFadden, D., et al. Healthy, Weathy, and Wise? Tests for Direct Causal Paths between Health and Socioeconomic Status[J]. Journal of Econometrics, 2003(112):3 –56.

[123] The Impact of Income Shocks on Health: Evidence from Cohort Data [J]. Journal of the European Economic Association, 2009, 7(6): 1361 –1399.

[124] Adler NE and Ostrove JM. Socioeconomic status and health: what we know and what we don't[J]. Annals of the New York Academy of Sciences ,1999: 3 –15.

[125] Arendt, J. N. In Sickness and In Health – Till Education Do Us Part: Education Effects on Hospitalization[J]. Economics of Education Review, 2008(27):161 –172.

[126] Arendt, J. N., Does Education Cause Better Health? A Panel Data Analysis using School Reforms for Identification[J]. Economics of Education Review, 2005(24):149 –160.

[127] Atun. R. and Lennox – Chhuggani. N., Health System Development: A Review of the Tools Used in Health System Analysis and to Support Decision Making[N]. Discussion Paper. 2003.

[128] Backlund E, Sorlie PD and Johnson N. J., the shape of the relationship between income and mortality in the United States: evidence from the national longitudinal mortality study[J], Annals of Epidemiology,1996(6):12 –20.

[129] Becker, M. H. The Health Belief Model and personal health behavior[J]. Health Education Monographs, 1976(2):324.

[130] Beckman P. Initial evaluation of human resources for health in 40 African countries[G]. Geneva, World Health Organization. Department of Organization of Health Services Delievry, 1999.

[131] Benzeval, M. , Taylor, J. , Judge, K. Evidence on the relationship between low income and poor health: Is the Government doing enough[J]. Fiscal Studies, 2000, 21(3):375 – 399.

[132] Berger, Mark C. , J. Paul Leigh. Schooling, Self – Selection and Health[J]. Journal of Human Resources, 1989(24): 433 – 455.

[133] Bound, J. Self – Reported versus objective measures of health in retirement models [J]. The Journal of Human Resources, 1990.

[134] Campos L. M. , Gonzalez A. A subjective approach for ranking fuzzy numbers. Fuzzy Sets and Systems, 1989(29): 145 – 153.

[135] Carrin, Politi, G. Carrin , et al. Exploring the health impact of economic growth, poverty reduction and public health expenditure[J]. Tijdschrift voor Economie en Management, 1995(40): 227 – 246.

[136] Charles, Kerwin K. The Longitudinal Structure of Earnings Losses among Work – Limited Disabled Workers[J]. Journal of Human Resources 2003, 38(3): 618 – 646.

[137] Contoyannis P. , Forster M. , The distribution of health and income[J]. The Journal of Health Economics, 1999(18): 605 – 622.

[138] Contoyannis P. , Jones A. Socio – economic status, health and lifestyle[J]. Journal of Health Economics, 2004(23):965 – 995.

[139] Contoyannis P. , Jones A. , Rice N. The dynamics of health in the British Household Panel Survey[J]. Journal of Applied E-conometrics, 2004,19 (4):473 – 503.

[140] Cropper M. L. , Health, Investment in Health, and Occupational Choice [J]. The Journal of Political Economy, 1977 (85): 1273 – 1294.

[141] Cropper M. L. , ASP Conference Series[J]. The 8th Annual Astrophysics Conference in Maryland,1997.

[142] Crossley T. F. , Kennedy S. The reliability of self – assessed health status[J]. Journal of Health Economics, 2002(21), 643 – 658.

[143] Currie J. , Stabile M. Socioeconomic status and health: why is the relationship stronger for older children[J]. American Economic Review, 2004,93(5):1813 – 1823.

[144] Cutter D. , Lleras A. M. Education and Health: Theories and Evidences[N]. NBER Working Paper, 2007.

[145] Dadanoni V. , A. Wag staff. Uncertainty and the Demand for Medical Care[J]. Journal of health Economics, 1990(9): 23 – 28.

[146] Deaton, Angus S. , Christina H. Paxson , Aging and Inequality in Income and Health [J]. American Economic Review, 1998,88(2): 248 – 253.

[147] Department of the Treasury US: FY 2002 – 2006 Performance and Accountability Report. http://www. usdoj. gov/ag/annual-reports/pr2008/TableofContents. htm.

[148] Duckett S. J. The Australian health care system. Oxford: Oxford University Press, 2000.

[149] Duleep H. O. , Measuring the effect of income on adult mortality using longitudinal administrative record data[J]. The Journal of Human Reasources, 1986, 21(2): 238 –251.

[150] Farr W. , The influence of marriage on the mortality of the French people[J]. //Hastings G. W. Transactions of the National Association for the Promotion of Social Sciences. London:Nabu Press,1858:504 –513.

[151] Fein O. the influence of social class on health status: American and British research on health inequalities[J]. Journal of General Internal Medicine,1995(10): 577 –586.

[152] Feinstein J. the relationship between socioeconomic status and health: a review of the literature[J]. Milbank Quarterly,1993 (71): 279 –322.

[153] Filmer. Pritchett. Child mortality and public spending on health: how much does money matter[N]. Policy research working paper,1997.

[154] Folland S. , Aleen C. , Goodman, Miron Stano, The Economics of health and health care[M]. Lightning Source Inc.

[155] Frenk J. Dimensions of Health System Reform [J]. Health Policy,1994(27):19 –34.

[156] Frijters Paul, John P. Haisken – DeNew , et al. the Causal Effect of Income on Health: Evidence from German Reunification[J]. Journal of Health Economics,2005,24(5):997 – 1017.

[157] Fritjers P. , Haisken – DeNew J. P. , Shields M. A. Estimating the causal effect of income on health: Evidence from post reu-

nification East Germany[N]. Centre for Economic Policy Discussion Paper,2003:465.

[158] Fuchs V. R. Reflections on Socio – Economic Correlates of Health[J]. Journal of health economics,2004(23):653 – 661.

[159] Fuchs V. R. Reflections on the socio – economic correlates of health[J]. Journal of Health Economics, 2004(23):653 – 661.

[160] Gabriel Picone, Martin Uribe, and R. Mark Wilson. the effect of uncertainty on the Demand for Medical Care, Health Capital and Wealth[J]. Journal of Health Economics,1998(17):171 – 185.

[161] Gakidou E. E, Murray C. J, Frenk J. Defining and measuring health inequality: An approach based on the distribution of health expectancy[EB]. Bulletin of the World Health Organazation,2000,78(1):42 – 54.

[162] George A Kaplan, Elsie R Pamuk, JohnWLynch, et al. Inequality in income and mortality in the United States: analysis of mortality and potential pathways,1996.

[163] Goldman, Noreen. Social Inequalities in Health: Disentangling the Underlyng Mechanisms, in M. Weinstein, M. A. Stoto and A. I. Hermalin, Eds, Population Health and Aging: Strengthening the Dialogue between Demography and Epidemiology[J]. Annals of the New York Academy of Science, New York Academy of Sciences, 2001:118 – 139.

[164] Gravelle H. How much of the relation between population mortality and unequal distribution of income is a statistical artefact? [J]. British Medical Journal, 1998(316):382 – 385.

[165] Groot W. and Brink H. The Health effects of Education[J]. Economics of Education Review, 2007(26):186 – 200.

[166] Grossman M. The Correlation between Health and Education [N]. NBER Working paper 1975(22).

[167] Grossman M. On the concept of health capital and he demand for health[J]. Journal of Political Economy,1972(80):223 – 255.

[168] Grossman M. the human capital model of the demand for health [J]. In: Culyer. A. J. , Newhouse, J. P (Eds. ), Handbook of Health Economics, Elsevier, Amsterdam,2000: 347 – 408.

[169] Heckman, James, Hideniko Ichimura,et al. Matching as an Economic Evaluation Estimator: Evidence from Evaluating a Job Training Program[J]. Review of Economic Studies,1997,64 (4):605 – 654.

[170] Hilary Graham, Michael P Kelly, NHS. Health Development Agency, 2004.

[171] Hossain, Shaikh I. Tackling Health Transition in China. Washington, D. C. : World Bank, 1999.

[172] Hsiao W. What Should Macroeconomists Know about Health Care Policy? [N]. IMF Working Paper, 2003.

[173] Hurst J. Challenges for health systems in Member Countries of the OECD. Bull World Health Organization,2000(78):751 – 760.

[174] Institute of Medicine. Crossing the Quality Chasm. A new health system for the 21st century. Washington, D. C. : National Academy Press,2001.

[175] James W, Nelson M, Ralph A ,et al. Socioeconomic determinants of health: the contribution of nutrition to inequalities in

health[J]. BMJ,1997, 314: 1545 – 1549.

[176] Judge K, Mulligan J and Benzeval M. Income inequality and population health[J]. Social Science and Medicine,1998,46: 567 –579.

[177] Ka – Che Yip. Health and Nationalist Reconstruction: Rural Health in Nationalist China, 1928 – 1937:396.

[178] Kim, Moody, K. Kim ,et al. More resources better health? A cross – national perspective[J]. Social Science & Medicine, 1992(34): 837 –842.

[179] Kwangkee Kima, Philip M. Moody, More resources better health? A cross – national perspective,1992,34(8): 837 – 842.

[180] Lee M, Mills A, eds. Health economics in developing countries. Oxford: Oxford University Press,1984.

[181] Lieberman S. Corporatization of Indonesia hospitals[G]// Perker AS, Harding A, eds. Innovations in service delivery: the corporatization of hospitals. Baltimore, John Hopkins University Press for The World Bank, 2000.

[182] Lindahl, Mikael. Estimating the Effect of Income on Health and Mortality Using Lottery Prizes as Exogenous Source of Variation in Income[J]. Journal of Human Resources, 2005, 40 (1), 144 – 168.

[183] Lynch J. ,Davey Smith G. ,Kaplan G,et al. Income inequality and mortality: importance to health of individual income, psychosocial environment, or material conditions[J]. BMJ,2000, 320(7243): 1200 – 1204.

[184] Marrmot M. G. , Davey Smith G. , Stansfeld S. , et al. Health inequalities among British civil servants: the Whitehall II study

●□中国农村卫生财政支出效果启示录

[J]. The Lancet 337: 1387 – 1393.

[185] Marrmot M. G. , Shipley M. J. , Rose G. Inequalities in death – specific explanations of a general pattern? [J]. The Lancet 1,1984: 1003 – 1006.

[186] Martikainen P. T. , Valkonen T. , Excess mortality of unemployed men and women during a period of rapidly increasing unemployment[J]. The Lancet,1996,348: 909 – 912.

[187] Matthews S. , Manor O. , Power C. Social inequalities in health: are there gender differences? [J]. Social Science and Medicine,1999,48(1): 49 – 60.

[188] McDonough P. , Duncan G. J. , Williams D. , House J. , Income dynamics and adult mortality in the United States, 1972 through 1989[J]. American Journal of Public Health,1997,87 (9): 1476 – 1483.

[189] McGuire, A. McGuire, D. Parkin, D. Hughes ,et al. Econometric analyses of national health expenditures: can positive economics help answer normative questions? [J]. Health Economics 2,1993:113 – 126.

[190] Measures. The Issue of Reporting Heterogeneity [J]. Social Science and Medicine, 2003,57(1):125 – 134.

[191] Meer J. , Miller D. and Rosen H. Exploring the Health – Wealth Nexus[J], Journal of Health Economics,2003(22): 713 – 730.

[192] Michele Late, Performance standards being used to strengthen health systems[J]. The Nations Health,2004.

[193] Mirowsky J. , Ross C. E. Education, Social Status and Health, New York: Aldine de Gruyter, 2003: 242.

[194] Moore D. E. , Hayward M. D. Occupational careers and mortal-

216

ity of elderly men[J]. Demography, 1990, 27(1): 31 –53.

[195] Murray CJL, Frenk J. A WHO framework for health system performance assessment[N]. GPE Discussion paper,1999.

[196] Musgrove P. Public and private roles in health: theory and financing patterns,1996.

[197] Muurinen J. M. Demand for health: A Generalized Grossman model[J]. Journal of Health Economics 1,1982:5 –28.

[198] National Health Ministers Benchmarking Working Group. First national report on health sector performance indicators: public hospitals 2 the state of the play, Canberra: Australian Institute of Health and Welfare, 1996.

[199] National Health Ministers Benchmarking Working Group. Third national report on health sector performance indicators, Canberra: Common wealth Department of Health and Aged Care, 1999.

[200] National Health Ministers' Benchmarking Working Group: Fourth national report on health sector performance indicators – a report to the Australian Health Ministers' conference, Sydney New South Wales Health Department, 2000.

[201] National Health Ministers' Benchmarking Working Group: Second national report on health sector performance indicators, Canberra: Common wealth Department of Health and Family Services. 1998.

[202] Nyonator F, Kutzin J. Health for some? The effects of user fees in the Volta Region of Ghana. Health Policy and planning, 1999,14(4):329 –341.

[203] OECD. Measuring Up: Improving Health System in OECD countries. Ottawa: OECD, 2002.

[204] Osborn D. Reinventing government. Reading. MA, Addison Wesley,1993.

[205] Phelps C. the Demand for Health Insurance: A Theoretical and Empirical Investigation, Santa Monica: The Rand Corporation, 1973: R – 1054 – OEO.

[206] Pradhan. Pradhan S. Evaluating public spending: a framework for public expenditure reviews[N]. World Bank discussion paper,1996.

[207] Primary health care: report of the International Conference on Primary Health Care, Alma – Ata, USSR,6 – 12 Septembe, 1978, jointly sponsored by the World Health Organization and the United Nations Children's Fund, Health for All Series, 1978:1

[208] Private hospital study. Washington, D. C. : International Finance Corporation,1998.

[209] Riphahn, Regina T. Income and Employment Effects of Health Shocks. A Test case for the German Welfare State[J]. Journal of Population Economics,1999,12(3), 363 – 389.

[210] Salas C. On the empirical association between poor health and low socioeconomic status at old age[J]. Health Economics, 2002,11:207 – 220.

[211] Sanjeev Gupta, Marijn Verhoeven and Erwin R. Tiongson, The effectiveness of government spending on education and health care in developing and transition economies [J]. European Journal of Political Economy,2002,18(4): 717 – 737.

[212] Saunders P. Poverty and Health: Exploring the Links between Financial Stress and Emotional Stress in Australia, Australian and New Zealand Journal of Public Health, 1998, 22 (1):

11 - 16.

[213]Shaw , Griffin R. P. Shaw et al. Financing Health Care in Sub - Saharan Africa through User Fees and Insurance. World Bank, Washington, D. C. ,1995.

[214] Shumueli A. Socio Economic and Demographic Variation in Health and Its,2003.

[215]Silles M. A. The Causal Effect of Education on Health: Evidence from United Kingdom Economics of Education Review, 2009,28:122 - 128.

[216]Smith J. Healthy Bodies and Thick Wallets: the Dual Relation between Health and Economic Status[J]. Journal of Economic Perspectives, 1999,13:146 - 166.

[217]Stephen Palmer, David J. Torgernson. Definitions of efficiency [J]. BMJ,1999(318):1 - 136.

[218]Strauss, John , Duncan Thomas. Health, Nutrition, and Economic Development[J]. Journal of Economic Literature,1998, 36(2):766 - 817.

[219]Stronks K. , Van de Mheen H. , Looman C. W. N. , et al. Behavioral and structural factors in the explanation of socio - economic inequalities in health: An empirical analysis[J]. Sociology of Health and Illness,1996,18:653 - 674.

[220] WHO Regional Office for Europe. The Ljubljana Charter on Reforming Health Care, 1996.

[221] The National Health Performance Committee. National Health Performance Framework Report. Brisbane Queensland Health, 2001.

[222] The World Health Report (2004) http://www. who. int/whr/ 2004/en/report04_en. pdf.

[223] Tresserras, R. J. C. Tresserras, J. Alvarez, et al. Infant mortality, per capita income, and adult illiteracy: an ecological approach[J]. American Journal of Public Health, 1992, 82: 435 – 437.

[224] Benzeval M., Judge k., Shoulss. Understanding the Relationship between Income and Health: How Much Can be Gleaned from Cross – Sectional Data? [J]. Social Policy & Administration, 2001.

[225] Van Doorslaer E., Gerdtham U. G. Does inequality in self – assessed health predict inequality in survival by income? Evidence from Swedish data[J]. Social Science and Medicine, 2003, 57 (9):1621 – 1629.

[226] Van Doorslaer E., Jones A. Inequalities in self – reported health: validation of a new approach to measurement Journal of Health Economics, 2003, 22(1):61 – 78.

[227] Wagstaff, van Doorslaer, A. Wagstaff, et al. Income inequality and health: what does the literature tell us? [J]. Annual Review of Public Health, 2000(21):543 – 567.

[228] Wagstaff, Adam, the Economic Consequences of Health Shocks: Evidence from Vietnam[J]. Journal of Health Economics, 2007, 26(1), 82 – 100.

[229] Wang L. Health outcomes in poor countries and policy options: a summary of empirical findings from DHS data[J]. Mimeo, 2001.

[230] WHO Regional Office for South – East Asia and WHO Regional Office for the Western Pacific. People at the centre of health care: harmonizing mind and body, people and systems, 2007.

[231] Wilkinson R., Marmot M., Social Determinants of Health:

The Solid Facts, 2nd edition [J]. International Centre for Health and Society,2003.

[232] Williams M. V. , Baker D. W. , Hong E. G. , et al. Inadequate literacy is a brier to asthma knowledge and self – care [J]. Chest ,1998,114: 1008 – 1015.

[233] Wilson J. F. The crucial link between literacy and health. Ann Internal Medicine,2003,139(10): 875 – 878.

[234] Wolfe, Barbara L. , Health Status and Medical Expenditures: Is There a Link [J]. Social Science and Medicine, 1986,22: 993 – 999.

[235] Wolfson M. , Kaplan G. , Lynch J. , et al. the relationship between income inequality and mortality: an empirical demonstration[J]. BMJ,1999,319: 953 – 957.

[236] Wolfson M. ,Rowe G. ,Gentleman J. F. ,et al. Career earnings and death: A longitudinal analysis of older Canadian men [J]. Journal of Gerontology, 1993,48(4): 167 – 179.

[237] World Bank. World Bank, World Development Report 1993: Investing in Health. Oxford: Univ Press, 1993.

[238] World Bank. Financing Health Care: Issues and Options for China. Washington DC: World Bank, 1997.

[239] World Health Organization. the World Health Report 2000.

[240] Wu, Stephen . The Effects of Health Events on the Economic Status of Married Couples [J]. Journal of Human Resources, 2003,38(1):219 – 230.

# 后 记

　　对我来说，不知不觉已经走过30多个春秋，往事如烟，仿佛就在眼前。吾天性愚钝，少时不知进取，胸无大志，图一时之乐，走进师范学堂，后回家乡育人十载，始知无涯世界，遂发奋，先蒙王东老师不弃，后得张志超先生厚爱，收于门下，授做人治学之道，荣幸之至，感激涕零。

　　师恩难忘，难忘师恩。本书是在我的博士毕业论文的基础上完成的。写作中张志超先生给予了悉心指导和莫大的帮助，先生严谨的治学态度、渊博的知识、一丝不苟的科研精神、孜孜不倦的工作作风以及正直诚恳的处事态度使我受益匪浅，时刻鞭策着我努力奋斗、刻苦钻研。本书从选题到主题设计，从理论研究、模型构建到方法讨论，每一段文字的逻辑性，每一张图表的准确性，无不凝结着先生的心血和汗水。

　　饮水思源，本书顺利完成之际，我要深深感谢恩师多年的培养和教诲。感谢柳欣教授、许正中教授、李伟光教授、杨志安教授对本书的部分观点提出的建设性的建议。感谢所有给予我帮助的老师，感谢他们传授我知识，并促使我不断进步。同时，我也要感谢莫亚琳、罗云峰、王文静等同门的热心帮助和鼓励。

　　本书能够出版特别感谢山西经济出版社领导赵建廷先生和孙

志勇先生,正是由于他们的帮助才使得本书得以最终出版。本书的责任编辑解荣慧同志对本书出版、校对等做了许多耐心和细致的工作,感谢所有编辑的大力支持。

　　最后,特别感谢我的父母和关心我的朋友,是他们的支持让我能够走到今天,我将永远牢记他们的关爱。

　　由于本人才疏学浅,水平有限,书中还有很多不足尚待完善,敬请读者批评指正。

**徐颖科**

2014 年 6 月 24 日

图书在版编目（CIP）数据

中国农村卫生财政支出效果启示录/徐颖科著.--
太原：山西经济出版社，2014.12
（南开大学公共财政博士论文丛书/张志超主编）
ISBN 978-7-80767-848-9

Ⅰ.①中… Ⅱ.①徐… Ⅲ.①农村卫生—财政支出—
研究—中国 Ⅳ.①R127 ②R199.2

中国版本图书馆 CIP 数据核字（2014）第 286095 号

中国农村卫生财政支出效果启示录

著　　　者：徐颖科
出　版　人：孙志勇
责任编辑：解荣慧
装帧设计：雨　竹

出　版　者：山西出版传媒集团·山西经济出版社
地　　　址：山西省太原市建设南路 21 号
邮　　　编：030012
电　　　话：0351-4922133（市场部）
　　　　　　0351-4922085（总编室）
E－mail：scb@sxjjcb.com（市场部）
　　　　　　zbs@sxjjcb.com（总编室）
网　　　址：www.sxjjcb.com

经　销　者：山西出版传媒集团·山西经济出版社
承　印　者：山西出版传媒集团·山西新华印业有限公司

开　　　本：850mm×1168mm　　1/32
印　　　张：7.25
字　　　数：196 千字
印　　　数：1—1000 册
版　　　次：2015 年 4 月 第 1 版
印　　　次：2015 年 4 月 第 1 次印刷
书　　　号：ISBN 978-7-80767-848-9
定　　　价：22.00 元